Martina Liel

Nicht ohne meine Wärmflasche

MARTINA LIEL

NICHT OHNE MEINE WÄRMFLASCHE

LEBEN MIT ENDOMETRIOSE

Diagnostik • Therapie •
Ganzheitliche Ansätze

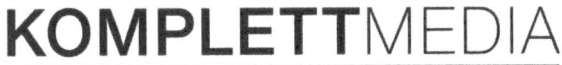

Originalausgabe
1. Auflage 2017
Verlag Komplett-Media GmbH
2017, München/Grünwald
www.komplett-media.de
ISBN: 978-3-8312-0436-6
Auch als E-Book erhältlich

Lektorat: Redaktionsbüro Diana Napolitano, Augsburg
Umschlaggestaltung: X-Design, München
Satz: Daniel Förster, Belgern
Druck & Bindung: CPI books GmbH, Leck
Printed in Germany

INHALT

VORWORT

Vor etwa drei Jahren begann ich, auf meiner Website www.endobay.de über ein Leben mit Endometriose zu bloggen. Ich hatte weder Plan noch Strategie. Ich wollte einfach nur meinen Schmerz hinausschreien! Dabei ging es nicht nur um den Endometrioseschmerz und die heftigen Nebenwirkungen der Hormontherapie, sondern vor allem um den Schmerz des Nichtverstandenwerdens, um den Ärger über verharmlosende oder sogar falsche Darstellungen und über Ignoranz, selbst vonseiten mancher Ärzte.

Schon bald merkte ich, dass ich mit meinen Eindrücken nicht allein war, und begriff die Website als Möglichkeit zur Vernetzung mit anderen Betroffenen. Plötzlich stand ein Fernsehteam in meinem Wohnzimmer, und ich sah, dass meine Website auch eine Plattform für eine breitere Öffentlichkeit sein kann. Und jetzt darf ich auch noch dieses Buch in die Welt hinausschicken, um zur Endometrioseaufklärung beizutragen! Dafür danke ich dem Verlag tausendfach!

Ich habe versucht, der oft vereinfachten und eindimensionalen Beschreibung der Endometriose in vielen Medien einen möglichst differenzierten Blick auf die Erkrankung entgegenzustellen. Denn bei der Endometriose handelt es sich nicht einfach um verschleppte Gebärmutterschleimhaut, bei der es nur zu stärkeren Menstruationsschmerzen kommt. Es handelt sich ja noch nicht einmal um Gebärmutterschleimhaut! Wie Endometriose entsteht, was die Ursachen sind und wie man sie endgültig heilen kann, diese Fragen bleiben bis heute unbeantwortet.

Dies ist kein Buch des Heilsprechens. Das wäre bei einer so vielfältigen, individuell verlaufenden und kaum erforschten Krankheit wie der Endometriose äußerst unseriös. Ich bin mittlerweile weitestgehend schmerzfrei – nicht beschwerdefrei. Ich werde immer Endometriosepatientin bleiben, allein schon wegen der Verwachsungen und den Folgen der OPs. In den letzten zwölf Jahren habe ich nach einem Weg gesucht, mich mit der Krankheit zu arrangieren. Auf diesem Weg habe ich viele tolle Endofrauen kennenlernen dürfen, die mir von ihren Erfahrungen, Versuchen und Erfolgen, vor allem außerhalb der konventionellen Therapien, berichteten. Einige von ihnen kommen hier zu Wort.

Ich habe zusammengestellt, was ich gerne schon damals nach der Diagnose gewusst hätte. Dabei kann ich keinen Anspruch auf Vollständigkeit erheben. Zu jedem Kapitel in diesem Buch könnte man jeweils ein weiteres Buch schreiben! Aus meiner eigenen Erfahrung erzähle ich, was es bedeutet, mit Endometriose zu leben. Bei dieser Erkrankung ist es wichtig, mit Tabus zu brechen und die Dinge anzusprechen. Denn nur so wird man in allen Bereichen auch nach Lösungen suchen können. Ich möchte gerade Mädchen und jungen Frauen vermitteln, dass es nichts mit und um die Endometriose gibt, wofür man sich schämen muss. Bevor wir nun in meine Geschichte springen, muss ich folgende Punkte klarstellen:

Dieses Buch ersetzt auf gar keinen Fall den Rat durch einen Arzt, Heilpraktiker, Physiotherapeuten, Psychotherapeuten oder sonstigen medizinisch ausgerichteten Spezialisten. Heilmethoden, Anwendungen und Präparate, ob konventionell oder alternativmedizinisch, sollten immer erst mit einem Spezialisten abgeklärt werden. Die eigenmächtige Anwendung von jeglichen Methoden in diesem Buch erfolgt auf eigene Gefahr. Zur Endometriose fehlen groß angelegte Studien. Prozentangaben sind mit Vorsicht zu genießen und geben eher Tendenzen wieder. Ich habe mich um Richtigkeit und Aktualität der Aussagen bemüht, bin dabei aber von den jeweiligen Quellen abhängig und kann keine Gewähr dafür übernehmen, vor allem, weil sich bei den Erkenntnissen um die Endometriose ständig etwas ändert und selbst Experten sich oftmals nicht einig sind.

Auf das Gendering in Form von Arzt/Ärztin etc. habe ich zugunsten einer besseren Lesbarkeit verzichtet, meine aber immer beide Geschlechter, wenn allgemein von Ärzten die Rede ist.

Ich möchte mich bei allen bedanken, die an diesem Buch direkt oder indirekt beteiligt waren:

Ich danke Prof. Dr. Sven Schiermeier vom Endometriosezentrum Witten für Korrektur und Kommentare zum ersten Teil meines Buchs, in dem es um Endometriose, Diagnose und Therapie aus schulmedizinischer Sicht geht.

Ich danke Frau Dr. Eva Schwahn vom Zentrum für Kinderwunschbehandlung Köln, Prof. Dr. Matthias Korell von der Klinik für Gynäkologie und Geburtshilfe Neuss, TCM-Arzt Dr. Andreas Kalg, Melanie Schmitz vom Institut Körperkompetenz und den Buchautorinnen Nicole von Hoerschelmann und Angelika Koppe für die netten Interviews. Ich danke den Mädels der Endometriose-Vereinigung Deutschland e.V., hier stellvertretend Andrea Franke, meiner SHG-Bonn und meinen Endoschwestern Antonia, Bianca, Daniela, Katja, Nadine und Sarah! Ich danke Birte, dass sie meine Schreibblockade gelöst hat! Ich danke meinem Mann, dass er mir den Rücken frei gehalten hat, und meiner Schwester Melanie für die erleuchtenden Gespräche!

Dann kann es jetzt losgehen!

Ich hoffe, ich kann euch ein wenig auf eurem Selbstheilungsweg inspirieren!

Eure
Martina

DER KOPF PLANT –
DER BAUCH SCHMUNZELT

ROSENMONTAG 2004 – VERDAMP LANG HER

Es ist zwar schon ein paar Jährchen her, aber der Tag hat sich tief in meine Gefühlswelt eingebrannt. Wenn ich an die Geschehnisse denke, ist es so, als würde ich ihn noch einmal erleben, den 23. Februar 2004. Ein Tag, der wie für den Ausnahmezustand geschaffen war – Rosenmontag im Rheinland! In Bonn war das normale Leben zum Erliegen gekommen. Ich tat es der Stadt gleich – mit dem Unterschied, dass ich nicht mehr in mein normales Leben zurückfinden sollte.

Es war noch keine Woche seit meiner Abschlussfeier an der Universität vergangen, und ich freute mich schon darauf, bald endlich nach Schottland auswandern zu können. Ich hatte zuvor zwar festgestellt, dass sich mein Körper während der Lernphase verändert hatte. Dass ich so stark abgenommen hatte und mein Bauch verhärtet war, schob ich aber auf den Stress. Monatelang tagsüber im Verkauf arbeiten und nachts die Magisterarbeit schreiben, da baut man schon mal ab. Und unter wehenähnlichen Menstruationsschmerzen, die mich ans Bett fesselten, litt ich sowieso schon seit meinem 15. Lebensjahr. Damals wurde mir gesagt, dass dies ganz normal sei. Ansonsten ging es mir ja gut. Bis zu diesem Rosenmontag.

Ich stand vor dem Waschbecken in meinem WG-Zimmer und konnte plötzlich nicht mehr gerade stehen. Unerträgliche Schmerzen im Unterbauch, im unteren Rücken und auf dem Ischias bis in die Beine zwangen mich in die Knie. Ich war völlig kraftlos und hätte nur noch weinen können. Doch trotz der heftigen Schmerzen wollte ich nicht wahrhaben, dass etwas mit mir nicht stimmte.

Echte Fründe

Anders als gewohnt verfiel ich nicht in Panik. Lasst es mich so sagen: Im Vergleich zu mir ist ein Hypochonder ein besonnener Mensch. Wenn mir der Arm einschläft, ist es ganz klar: ein Schlaganfall. Bin ich erschöpft, ist Skorbut noch das Geringste auf meiner Verdachtsliste. Dass ich mich noch nicht gegen Zwingerhusten habe impfen lassen, ist auch schon alles. Meine Mitbewohner kannten mich so gut, dass sie mir nie erzählten, wenn Halsschmerzen oder Durchfall im Haus die Runde machten. An diesem Rosenmontag aber war alles anders. Ich muss wohl bereits unter Schock gestanden haben.

Als ich einer meiner Mitbewohnerinnen lapidar von meinen Schmerzen erzählte und nebenbei erwähnte, dass auch noch Blutungen eingesetzt hätten, obwohl ich noch gar nicht mit meiner Regel dran war, musste sie mich auf den Ernst der Lage hinweisen. Sie ließ mir keine Wahl: »Wir fahren jetzt ins Krankenhaus, aber sofort!«, sagte sie streng. Es war eine seltsame Busfahrt zur Uniklinik. Normalerweise waren wir die zwei »gackernden Hühner« im Haus, die ständig zusammen Blödsinn machten. Nun saßen wir schweigend nebeneinander und trauten uns kaum zu sprechen.

Denn wenn et Trömmelsche jeiht

Ein junger Gynäkologe untersuchte mich in der Notaufnahme. Ich wusste sofort, dass etwas nicht stimmte: Während der gesamten Untersuchung sagte er kein Wort. Beim Ultraschall machte er fortlaufend Standbilder.

Mit dem Mauszeiger wurde etwas vermessen, eingekreist und festgehalten. Ich traute mich nicht nachzufragen. Ich wollte es nicht hören. Mir war einfach nur übel vor Angst. Dann sagte er: »Moment, ich hole den Oberarzt.« Da war er, der Augenblick, in dem ich dachte: »Das war's!« Auf einmal war Sterben eine Möglichkeit und nichts, was erst nach einem erfüllten, langen Leben auf einen wartete. Ich war 28.

Der Oberarzt schaute sich die Bilder ebenso schweigend an und sagte nur: »Wir müssen so schnell wie möglich weitere Untersuchungen machen.« Zwei Tage später lag ich im laut trommelnden MRT. Was 20 Minuten dauern sollte, wurde zu anderthalb Stunden – nicht gerade ein Fest für einen Klaustrophobiker.

AM ASCHERMITTWOCH IST ALLES VORBEI

Eine Gynäkologin der Frauenklinik klärte mich über die Auswertung der Bilder auf: »Wir können noch nicht hundertprozentig sagen, was es ist. Aber wir vermuten, es könnte Endometriose sein.« – »Endo-was?« Ich hörte dieses Wort zum ersten Mal in meinem Leben. Sie erzählte was von »zweithäufigster Frauenerkrankung«. In der Schule hatten sie mich mit so essenziellen Dingen wie Ablaufreihen, Wahrscheinlichkeitsrechnung und Völkerball konfrontiert. Wieso hatte ich noch nie von etwas gehört, was für uns Frauen zu wissen augenscheinlich so wichtig war?

Die Ärztin sprach von Hormonpräparaten. Doch die kämen bei mir nicht mehr infrage. Der Tumor wäre mittlerweile so groß, dass akute Lebensgefahr bestünde. Der ganze Kladderadatsch könnte jederzeit platzen. Man müsse so schnell wie möglich handeln. Tumor? Bis dahin hatte ich immer gedacht, Tumore hätte man nur bei Krebs. Was passierte da eigentlich mit mir? Meine beste Freundin fuhr mich zurück in meine WG. Als ich mein Zimmer betrat, war es nicht mehr mein Zimmer. Mein Leben war mir plötzlich völlig fremd.

Niemals geht man so »ganz«

Vor der OP musste ich mich in die Schlange zu weiteren medizinischen Unannehmlichkeiten stellen: Darmspiegelung und Darmröntgen. Ersteres sollte durchgeführt werden, um zu schauen, ob man Geschwüre auch innerhalb des Darms finden würde, Zweiteres, um zu sehen, wie weit der Darm durch den Tumor von außen eingestülpt und verschoben war.

Zwischendurch wurde ich mehrmals gynäkologisch untersucht. Mit meinem Einverständnis lernten Medizinstudenten, was »Kissing Ovaries« sind: Die Geschwüre hingen so schwer an den Eierstöcken, dass diese nach hinten geklappt waren und sich »küssten«. Den Darm schlossen sie in ihr heißes Date gleich mit ein. Es war ein riesiger Haufen an Verwachsungen!

»Holt alles raus! Gebärmutter, Eierstöcke, alles!«, flehte ich unter Schmerzen. Es war mein Ernst. Ich wollt nur noch diese Qualen loswerden. Ein Chirurg kam hinzu und teilte mir mit, dass ich eventuell mit einem künstlichen Darmausgang aufwachen würde, das könnten sie nicht ausschließen. Auf jeden Fall müsse ein Stück Darm entfernt werden. Das war der Moment, in dem sich mein Bewusstsein verabschiedete und ich auf Autopilot schaltete.

Die Hände zum Himmel

Am Abend vor der OP war ich allein in meinem Krankenzimmer. Ich hörte den Song »Fighter« von Christina Aguilera in Dauerschleife und tigerte nervös auf und ab. Ich haderte mit meinem Schicksal, mit dem Leben, mit dem Kosmos im Allgemeinen. Da wird einem klar: Durch das Schlimmste musst du allein durch! Ich fragte mich, was ich wohl falsch gemacht hatte, an welcher Stelle ich »falsch gelebt« hatte und wieso ich mit so was »bestraft« würde.

Irgendwas passierte in mir, während ich mich auf den »Gang zum Schafott« vorbereitete. Der Song pushte mich. »Makes me that much stronger.« Nicht mit mir! »Makes me work a little bit harder.« Ich lass mich nicht unterkriegen! »Makes me that much wiser.« Ich verbündete mich mit meinem Darm: Wir werden sie schon loswerden, diese Endo-was-auch-immer!

Ein Freund hatte mir in Schottland einmal gesagt: »Du musst mehr für dich selbst eintreten, mehr für dich kämpfen!« Ich glaube, an dem Abend hatte sich der Hebel, auf den er mich damals aufmerksam machen wollte, umgelegt. Thanks for making me A FIGHTER!

Bye bye, my love

Am 3. März 2004 wurde ich operiert und wachte auf der Intensivstation wieder auf. Ich hörte die Stimme meiner Mutter: »Du hast keinen künstlichen Ausgang. Es ist alles gut gegangen.« Dann fiel ich wieder in einen erschöpften Schlaf, begleitet vom Piepsen der Geräte und unterbrochen durch die Blutdruckmanschette, die sich immer wieder fest um meinen Arm aufpumpte.

Am nächsten Tag kam ich auf Station und erfuhr nach und nach, was geschehen war: sechs Stunden OP, zwei Bluttransfusionen, vier Kilogramm entferntes Gewebe, darunter größtenteils Endometriose, daneben Myome und Zysten. 30 Zentimeter Enddarm wurden entfernt, weil die Endometriose hier bereits bis zur Muskelschicht vorgedrungen war. Ein Eileiter und Teile der Eierstöcke mussten ebenso geschlagen den Kampfplatz verlassen. Mein Harnleiter zur rechten Niere war zwar voller Endometriose gewesen, ihn konnte man aber noch retten. Die Gebärmutter hatten sie aufgrund meines Alters erhalten. Sie wollten mir die Möglichkeit offenhalten, noch Kinder zu bekommen.

Gleichzeitig machten sie mir klar, dass ich auf natürlichem Wege wohl nicht mehr schwanger werden könnte. Eine Schwangerschaft sei ab sofort auch mit hohen Risiken verbunden. Mehr sagte man mir dazu erst mal nicht. Ich musste auch nicht mehr hören. Ich schloss sofort mit dem

Thema ab. Mein Kinderwunsch war nie groß genug gewesen, um meine Gesundheit weiter aufs Spiel zu setzen.

Es sollte eine Phase kommen, in der mir dies alles doch noch zusetzte, aber erst sehr viel später. Meine größte Sorge war zunächst: Kann ich meinen größten Lebenstraum erfüllen? Kann ich noch nach Schottland auswandern?

LUST AUF LEBEN

Ich teilte mir mein Zimmer mit Elke (Name geändert). Sie war im November zuvor erst bei der Mammografie gewesen, und es war alles in Ordnung gewesen. Nun, vier Monate später, die Diagnose: Brustkrebs. Eine Brust hatte man entfernen müssen. Auf den ersten Blick – vor der Zeit ihrer Chemo – sah ihr Zustand noch besser aus als meiner. Nach ihrer OP war sie mobil und konnte ihre Schokobonbons kauen. Ich hingegen war wie eine neue Spezies auf dem Seziertisch mit allen möglichen Schläuchen und Kabeln an mein Bett gefesselt. Durch einen Katheter im Hals wurde ich eine Woche lang ernährt. Ich konnte mich über Tage nicht einen Millimeter bewegen, musste gewaschen werden und, wie soll ich es sagen: Dixie-Klos sind seit dieser Zeit für mich reinste Wellness-Tempel. Am dritten Tag dufte ich voll verkabelt kurz zum Wiegen aufstehen. Bei einer Körpergröße von 1,64 wog ich noch 43 Kilogramm.

Ich weiß, es klingt unglaublich, aber die Schwestern erzählten uns, wie sie morgens auslosten, wer von ihnen zum Blutdruckmessen zu uns ins Zimmer kommen durfte. Bei uns war tatsächlich immer gute Stimmung! Elke und ich waren auf einer Wellenlänge. Wir hatten dieselbe Art von Humor, mit der wir versuchten, das Beste aus unserer Lage zu machen. Und wir vertrauten uns gegenseitig unsere tiefsten Geheimnisse an, als hätten wir begriffen, dass man dafür keine Zeit zu verlieren hat.

... stell dich nit esu ahn

Mit kleinen Schritten ging es bergauf. Jeden Tag wurde ein neuer Schlauch gezogen. Nach einer Woche trainierte ich, den Flur auf und ab zu gehen. Ich hatte Musik auf den Ohren, fühlte mich unbeobachtet und machte vorsichtig Tanzschritte. An der Rezeption angekommen, zeigte mir ein Monitor, dass ich dabei alles andere als unbeobachtet gewesen war. Nach einem kurzen Anflug von Scham beschloss ich, dass es mir egal war. Ich wollte so schnell wie möglich Normalität zurückerlangen. Mit eiserner Disziplin machte ich meine Übungen – und der Mensch an der Rezeption bekam seine kostenlosen Show-Einlagen.

In der Physiotherapie stieg ich in eine andere »Klasse« auf: Von einem Pfeifchen im Bett, in das ich reinpusten musste, um Flüssigkeit von der langen OP aus meiner Lunge zu befördern, ging ich nun zur Beckenbodengymnastik. Ich war die Einzige mit Endometriose auf der Matte. Als wir gerade unsere Schließmuskel trainierten, fragte die Frau neben mir mit breitem Lächeln und ebenso breitem französischem Akzent: »'aben Sie auch göradö ärst entbundön?« Die Dame wusste es ja nicht, aber eine falschere Frage konnte man in dem Moment nun wirklich nicht stellen ...

Wer soll das bezahlen?

Nach zwölf Tagen musste ich mich von Elke verabschieden. Wir entließen uns gegenseitig in eine ungewisse Zukunft. Ich sollte sie danach noch einmal wiedersehen. Am Tag der Entlassung drückte mir ein Arzt ein Gestagenpräparat (Minipille) in die Hand mit dem Kommentar: »Das wird Ihre Periode unterdrücken, Sie sollten jetzt nach der OP erst mal nicht bluten. Nehmen Sie die aber nur sechs Monate lang und passen Sie auf, die können Depressionen auslösen!«

Ich konnte in meinem Zustand nicht direkt zurück in die WG und musste erst einmal wieder bei meinen Eltern wohnen – der Traum einer jeden Endzwanzigerin ... Dort hatte ich nach deren Umzug allerdings

kein Zimmer mehr und musste mit einer harten Couch im Büro vorlieb-
nehmen. Später sollte ich nicht nur meinen Rücken zu spüren bekommen, sondern auch, dass ich mich da schon mitten in der Versorgungslü-
cke Deutschlands befand: von der Uni in die Krankheit. Ich hatte zwar
vorher einen Studentenjob, aber keinen festen Arbeitsplatz, demnach
kein Krankengeld und keinen Anspruch auf gar nichts. Niemand war
für mich zuständig. Für mich standen jedoch erst einmal die Fragen im
Raum: Wie bewältige ich ab sofort meinen Alltag? Werde ich mich eines
Tages mehr als zehn Meter von einer Toilette entfernen können? Und
war ich diese Endo-wie-auch-immer nun los?

ENDOMETRIOSE – DAS PHANTOM DER GYNÄKOLOGIE

EIN RÄTSELHAFTES LEIDEN

Wien, Mitte des 19. Jahrhunderts: Carl Freiherr von Rokitansky, seines Zeichens Arzt und Pathologe, bereitete alles für die Operation vor. Es war schon seltsam, dass er bisher keine Erklärung für die rätselhaften Symptome der jungen Frau gefunden hatte, die nun vor ihm auf dem Operationstisch lag. Monat für Monat war sie ohnmächtig unter dramatischen Schmerzen im Bauchraum zusammengebrochen. Alle Untersuchungen hatten bisher kein Ergebnis gebracht. Es nützte alles nichts, er musste sie aufschneiden.

Rokitansky setzte das Skalpell an und legte erstaunt frei, was er in seiner bisherigen medizinischen Karriere noch nie gesehen hatte: Der gesamte Bauchraum der Frau war von Gewebe, ähnlich dem der Gebärmutterschleimhaut, durchzogen. Es breitete sich über Blase, Darm und Bauchfell aus. Rokitansky hatte soeben die Endometriose entdeckt.

Die Symptome der Erkrankung wurden angeblich bereits auf einer Schriftrolle des Alten Ägypten beschrieben. Man geht davon aus, dass es sich damals schon um Endometriose handelte, auch wenn man zu dieser Zeit noch keinen Namen für die Krankheit hatte.

Ein hinkender Vergleich

Oft ist zu lesen, Endometriose sei Gebärmutterschleimhaut, die sich außerhalb der Gebärmutter an anderen Stellen im Körper ansiedle und sich hormonabhängig mit dem Menstruationszyklus aufbaue und wieder abblute. Diese Definition ist allerdings ein bisschen wie Kapitän Ahab in *Moby Dick*: hinkend, frei erfunden und doch von einer wahren Begebenheit.

Das stark vereinfachte Bild der »versprengten Gebärmutterschleimhaut« trägt meines Erachtens dazu bei, dass es viele Missverständnisse um die Endometriose gibt und dass man uns Betroffene in der öffentlichen Wahrnehmung, wenn wir überhaupt wahrgenommen werden, nicht ganz ernst nimmt – nach dem Motto: Frauen! Sind halt nicht »ganz dicht« und haben ein bisschen stärkere Menstruationsschmerzen, weil sie in den Bauchraum hineinsuppen. Doch ganz so einfach ist es nicht …

ZELLEN AUF ABWEGEN

Endometriose (abgeleitet vom griechischen »endon« = innen und »metra« = Gebärmutter) ist ein Getümmel von Zellen, die solchen Zellen ähneln, die man sonst nur in der Gebärmutter, im Gebärmutterhals und in den Eileitern findet. Von den dortigen Zellen unterscheiden sich Endometriosezellen in vielerlei Hinsicht: Sie weisen eine andere mikroskopische Struktur auf, liegen in vielen verschiedenen Entwicklungsstufen vor und verfügen über weniger bis gar keine Hormonrezeptoren. Zudem finden sich in Endometrioseherden unter anderem Enzyme, die in der Gebärmutterschleimhaut nicht vorkommen. Generell verhält sich Endometriose ganz anders. Die tief infiltrierende Endometriose etwa (siehe »Formen der Endometriose«, Seite 36 f.) kann aggressiver in Organe hineinwachsen als mancher Krebstumor. Endometriose ist nie mit Gebärmutterschleimhaut identisch!

Endometriose gilt im Allgemeinen als östrogenabhängige Erkrankung, das heißt, sie wird in den meisten Fällen durch Östrogen aktiviert. So tritt sie für gewöhnlich erst mit der Geschlechtsreife ein. Ab dann passiert vereinfacht dargestellt Folgendes im weiblichen Körper: Die Eierstöcke bilden die Hormone Östrogen und Progesteron. Unter Einwirkung des Östrogens baut sich die Gebärmutterschleimhaut auf. Das Progesteron sorgt im Anschluss für deren Erhalt, damit sich ein befruchtetes Ei in Ruhe einnisten kann. Kommt es nicht zu einer Schwangerschaft, sinkt das Progesteron nach einer Weile wieder ab, und der Laden wird mit der Menstruation wieder leer gefegt.

Eine Frage des Charakters

Diejenigen Endometrioseherde, die der Gebärmutterschleimhaut in ihrer Struktur sehr ähnlich sind – das sind laut Becherer und Schindler (siehe »Literaturtipps«, Seite 221) etwa 50 bis 60 Prozent –, reagieren ebenfalls auf die Hormonveränderungen von Östrogen und Progesteron. So zeigen sie gesteigerte Aktivität unter Östrogeneinfluss und unterliegen schmerzverursachenden Veränderungen nach dem Abfallen des Progesterons während der Menstruation.

Laut Prof. Dr. Schweppe, Vorsitzender der Stiftung Endometriose-Forschung (siehe »Literaturtipps« Keckstein, Seite 221), weisen Endometrioseherde bei verschiedenen Patientinnen aber verschiedene Charaktereigenschaften auf. So erinnerten manche Herde nur noch entfernt an Gebärmutterschleimhaut und wüchsen von sich aus, ohne vom Menstruationszyklus beeinflusst zu werden. Manche reagierten erst gar nicht auf den Einfluss von Hormonen. Es gibt Endometrioseherde, die fast nur aus glatten Muskelzellen bestehen, oder Herde, die mehr der Schleimhaut im Inneren der Eileiter ähneln. Wie sich eine Endometriosezelle ausprägt, das ist von Beginn an in ihren Erbinformationen festgelegt. Jedenfalls liegt hierin wahrscheinlich die Ursache dafür, dass Hormonbehandlungen nicht bei jeder Endometriosepatientin gleichermaßen ansprechen.

Sternzeichen: Gebärmutter

Endometriose wächst außerhalb des »Cavum uteri«. Was hier wie ein Sternbild klingt, ist die »Gebärmutterhöhle«. Wie und warum man Endometriosezellen außerhalb dieser findet, ist bis heute ebenso wenig geklärt wie das Geheimnis der Dunklen Materie des Universums. Bei manchen Frauen beginnen die »falsch platzierten« Zellen zu wuchern. Da weiß auch noch niemand, warum das eigentlich so ist. Generell könnten wir »Endofrauen« uns bei derzeitigem Forschungsstand um die Position des achten Weltwunders bewerben.

Unter vielen spekulativen Ansichten gibt es die Theorie, dass jede Frau Endometriose hätte. Das Vorkommen dieser Zellen an sich stellt auch noch kein Problem dar. Tatsächlich gibt es Frauen mit ausgeprägten Endometrioseherden, die Zeit ihres Lebens nichts davon spüren. Bei anderen Frauen mit schmerzfreiem Verlauf kann es nach einer Blinddarmoperation schon mal heißen: »Sie standen übrigens kurz vor einer Nierenstauung. Haben Sie denn nicht gewusst, dass Sie Endometriose haben?«

Und dann gibt es die Frauen, die durch die Endometriose massive Beschwerden haben, einzeln oder all-inclusive: Schmerzen, Unfruchtbarkeit, Einschränkung von Organfunktionen. Und damit beginnt die »Krankheit« Endometriose.

MENSTRUATIONSMASKERADE

Die meisten Endometrioseherde verursachen besonders zurzeit der Menstruation heftige Schmerzen. Der Grad der Schmerzen richtet sich dabei nicht nach ihrer Größe. Auch stecknadelkopfgroße Miniherde können massive Beschwerden verursachen. Früher dachte man, dass das Endometriosegewebe selbst wie die Gebärmutterschleimhaut abblute. Mittlerweile hat die Molekularendokrinologie laut Prof. Dr. Huber (siehe »Link-Tipps« Huber, Seite 223) da mehr Licht ins Dunkel unserer geplagten Bäuche gebracht: Endometriosezellen setzen wohl eher Gewebsstoffe frei, die im umgebenden Gewebe Entzündungen, Schwellungen und Blutungen verursachen.

Genau genommen sind Endometrioseschmerzen jedenfalls keine Menstruationsschmerzen. Sie treten bei den Herden mit hormonabhängigem Aktivitätsmuster meist nur parallel zu den eigentlichen Menstruationsschmerzen auf. Manche Betroffene überfällt der Schmerz durchaus auch außerhalb der Periode. Da kann es einen jederzeit erwischen. Eine Art Nervenkitzel, auf den ich locker verzichten könnte.

Ach du heilige Endometriose!

Bevorzugt siedeln sich Endometriosezellen am Bauchfell (Peritoneum: kleidet den Bauchraum und die meisten inneren Organe unterhalb des Zwerchfells aus) und an den Eierstöcken (Ovarien) an. Gern nisten sie sich auch an oder in Blase und Darm ein, wo sie neben den Schmerzen beunruhigende Symptome wie Blut in Stuhl und Urin verursachen können. So manch eine diagnostizierte »Reizblase« oder ein »Reizdarm« hat es in Wahrheit vielleicht mit einer Endometriose zu tun.

Die Endmometriose kommt in ganz seltenen Fällen da vor, wo man sie nie vermuten würde: in der Lunge, im Kiefer, in den Fingerspitzen, im Wadenmuskel, in der Nase oder sogar im Gehirn. Endometriose hat man außer im Herzen und in der Wirbelsäule schon überall im Körper entdeckt. Man vermutet, dass sich Endometriosezellen wie Krebszellen über Lymphsystem und Blutbahnen verbreiten können. Vielleicht entstehen sie aber auch an Ort und Stelle durch Zellumwandlung (siehe »Ursachen der Endometriose«, Seite 47 ff.). Man weiß es nicht genau. Gibt es in einem abgelegenen Dorf eine mysteriöse Frau, die Blut statt Tränen weint und so dem Örtchen spirituell motivierte, zahlungswillige Touristen einbringt, könnte dahinter jedenfalls eine Endometriose stecken.

Physiologisches Unkraut

Schätzungen zufolge leiden etwa 7 bis 15 Prozent aller Frauen im geschlechtsreifen Alter an Endometriose. Weltweit sind es rund 200 Millionen, in Deutschland allein bis zu 6 Millionen Frauen. Die Endometriose ist somit keine seltene Erkrankung und eine der häufigsten Ursachen für Unfruchtbarkeit (Infertilität). Bei fast jeder zweiten unfruchtbaren Frau liegt sie als eine der Ursachen vor.

Endometriose macht sich, wie gesagt, in den meisten Fällen erst ab Eintritt der Menstruation bemerkbar und klingt oft mit den Wechseljahren wieder ab. Doch wo eine Regel, da auch eine Ausnahme: In seltenen Fällen hat man auch noch nach den Wechseljahren mit Endometriose zu kämpfen. Endometriosezellen wurden laut Dr. Camran Nezhat (siehe »Link-Tipps« Nezhat, Seite 224) auch schon bei jungen Mädchen vor der ersten Regelblutung, bei Babys, Föten und sogar bei Männern gefunden.

Die Endometriose verläuft meist chronisch. Es gibt keine Substanz, die sie heilen könnte. Die Ursachen der Erkrankung sind bis heute unbekannt. So können nur die Symptome behandelt werden. Und diese sind in ihrer Komplexität und Individualität sehr vielfältig.

IRGENDWAS STIMMT MIT MIR NICHT!

Geboren und aufgewachsen bin ich in der Eifel. Vor langer Zeit, als ich jung war, gab es für uns Mädchen dort eine ganz klare Reihenfolge: Kommunion – Tanzkurs – Pille. Die Pille war so ein bisschen wie die Zahnspange, die hat man ab einem gewissen Alter einfach gekriegt. So fand ich mich mit 15 Jahren beim Frauenarzt wieder. Meine Mutter stellte mich mit den Worten vor: »Das Kind ist mir zu dünn und hat schlechte Haut!« Daraufhin bekam ich eine Pille mit hohem Östrogenanteil verschrieben. Und die Probleme begannen.

Etwas später suchte ich den Frauenarzt wieder auf. Ich schilderte ihm, dass es mir seit Einnahme der Pille vor und während der Periode zunehmend schlechter ginge. Übelkeit und unerträgliche Schmerzen machten mir das Leben schwer. Der Arzt interpretierte es mit scharfem medizinischem Sachverstand und therapeutischem Feingefühl: »Ach, jede Frau hat da so ihre Probleme …!« Er fügte noch hinzu, dass meine Schilderungen so gar nicht stimmen könnten. Normalerweise würden Menstruationsprobleme unter der Einnahme der Pille gelindert. So ging ich mit dem Gefühl nach Hause, einfach nur ein besonderes Sensibelchen zu sein.

Schmerzmittel und Antibiotika oder: Wenn Ärzte nicht mehr weiterwissen

Ich nahm die vom Frauenarzt verordneten Schmerztabletten ein. Jeden Monat nur an den zwei schlimmsten Tagen. Meine Schmerzen waren von den Tabletten kein bisschen beeindruckt – mein Magen und meine Nieren leider schon. Langsam erhärtete sich bei mir der Eindruck, dass etwas nicht mit rechten Dingen zuging. Die Ärzte hingegen schienen alles für ganz normal zu halten.

Aufgrund der Nierenschmerzen musste ich zum Röntgen. Dabei sah man eine Verengung unterhalb der rechten Niere. Heute weiß ich ja, dass der Harnleiter voller Endometriose war. Damals sagte man mir, man wüsste nicht, was es sei – das »könne halt schon mal so sein«. Ich bin mir fast sicher, heimlich das Mutterschiff aller antibiotikaresistenter Keime zu sein: In dem Jahr bekam ich wegen Blasen- und Nierenentzündungen zehnmal (!) Antibiotika verschrieben.

SYMPTOMCHAOS DER ENDOMETRIOSE

WEHEN OHNE SCHWANGERSCHAFT

Bei der Endometriose gibt es nicht das eine, eindeutige Symptom. Es ist nicht so einfach wie: »Ihre Skibrille hängt an Ihrem Oberschenkelknochen – wir denken da an einen offenen Bruch.« Die »typischen« Symptome der Endometriose sind leider recht unspezifisch. Es gibt sogar Fälle, in denen die Patientin nur »untypische« Symptome zeigt.

Das Symptom, das wohl am häufigsten vorkommt, ist die Dysmenorrhö – klingt nicht nur fies, es fühlt sich auch fies an: Es sind krampfartige Schmerzen im Unterbauch vor, während oder nach der Periode.

Eine Endobekannte von mir wurde in diesem Zustand schon mal an einen Wehenschreiber gehängt, und der Wehenschreiber schlug aus. (Ich frage mich manchmal, wie viele Gebärende wohl zu hören bekommen: »Du musst nur positiv denken, dann gehen die Schmerzen weg!«)

Aber es ist nicht nur der Unterbauchschmerz, mit dem die Endometriose einem ins Leben grätscht:

Typische Symptome bei Endometriose

- Extreme Schmerzen während der Menstruation
- Schmerzen vor oder nach der Periode
- Unterbauchschmerzen auch unabhängig von der Periode
- Schmerzen während oder nach dem Geschlechtsverkehr
- Unfruchtbarkeit
- Übelkeit und Erbrechen
- Übelkeit bei der Nahrungsaufnahme
- Sodbrennen
- Appetitlosigkeit
- Magenschmerzen
- Extrem aufgeblähter Bauch
- Schmerzen während des Eisprungs
- Schmerzen und/oder Blutungen beim Stuhlgang
- Verstopfung
- Durchfall
- Schmerzen und/oder Blutungen beim Urinieren
- Schwierigkeiten, die Blase zu entleeren
- Häufiger und/oder starker Harndrang
- Inkontinenz
- Schmerzen im unteren Rücken
- Schmerzen im Leistenbereich
- Starke Menstruationsblutung
- Verkürzter Zyklus
- Unregelmäßige Blutungen
- Ohnmacht durch starke Schmerzen
- Schmerzen wie bei Blinddarmentzündung
- Schmerzen wie bei Glutenunverträglichkeit (Zöliakie)
- Schmerzen wie bei Morbus Crohn oder Reizdarmsyndrom
- Schmerzen wie bei Blasenentzündung
- Erschöpfung

Weniger bekannte Symptome bei Endometriose

- Unterbauchschmerzen unabhängig von der Menstruation
- Hüftschmerzen
- Schmerzen in den Beinen (überwiegend links)
- Fußheberschwäche (durch eventuellen Befall des Hüftnervs, überwiegend links)
- Schmerzen in der Vagina
- Schmerzen des Rektums
- Rücken- und Leistenschmerzen
- Nervenschmerzen (Ischias zwischen After und Vagina, im Schambein usw.)
- Muskel- und Gliederschmerzen
- Schmerzen in den Schultern, häufig während der Menstruation
- Nierenschmerzen, häufig während der Menstruation
- Schmerzen im Oberbauch, häufig während der Menstruation
- Schmerzen im Brustbereich, häufig während der Menstruation
- Lungenschmerzen und/oder Zwerchfellschmerzen oder Atemprobleme, häufig während der Menstruation
- Leberschmerzen, häufig während der Menstruation
- Säurereflux, häufig während der Menstruation
- Migräne, häufig vor und während der Menstruation
- Benommenheit
- Schneller Herzschlag bis zu Herzrasen

Es gibt sicherlich noch weitere Symptome, die hier nicht aufgeführt sind. Nicht umsonst nennt man die Endometriose das »Chamäleon« der Gynäkologie. Dr. Camran Nezhat, amerikanischer Endometriosespezialist und Initiator der weltweiten Endometriosekampagne »Endo March«, versucht seine Ärztekollegen dahingehend aufzuklären, Endometriose als systemische Erkrankung und weniger als gynäkologisches Problem zu begreifen. Mein systemisch gestörter Körper stimmt ihm da voll und ganz zu!

SCHMERZEN BEI ENDOMETRIOSE – LAST WOMAN STANDING!

Es gab eine Zeit, da gingen Haargummis und Socken bei uns nie verloren. Regelmäßig fand ich sie unter Bett und Sofa, wenn ich eh schon mal am Boden lag und mich vor Schmerzen wälzte. Es gibt Studien, die besagen, dass Endometriose neben Krebs und Cluster-Kopfschmerzen zu den zehn schmerzvollsten Krankheiten überhaupt gehört. Andere Studien vergleichen den Schmerz einer Endometrioseattacke mit der Schmerzintensität eines Herzinfarkts. Keine Ahnung, wie man das festgestellt hat. Aber ich denke, man kann bestätigen (und man entschuldige bitte den Kraftausdruck an dieser Stelle): Es tut scheiße weh! Eine recht banale und naheliegende Frage drängt sich auf:

Warum tut Endometriose weh?

Bei einer Endometriose fällt dem Körper vereinfacht gesagt auf, dass da etwas ist, was da nicht hingehört. Zum Zwecke der Zerstörung dieses »Etwas« reagiert er mit Entzündung. In solch einer entzündlichen Umgebung tummeln sich gerne Gewebsstoffe wie Zytokine (Proteine u. a. zur Immunantwort bei Entzündungsprozessen) und Prostaglandine (Gewebshormone, die eine Rolle bei der Schmerzübermittlung spielen), die nochmals zur Entzündung beitragen. Im Umgebungsgewebe kommt es zu Schwellungen und Blutungen. Muss man an dieser Stelle erwähnen, dass dies recht schmerzhaft ist?

Oft bilden sich durch die Blutungen entsprechende Vernarbungen im Umgebungsgewebe. Diese allein können schon Schmerzen verursachen. Doch damit nicht genug: Endometriose kann Nerven befallen, wodurch zum Beispiel Schmerzen in der Hüfte oder in den Beinen entstehen können. In Zystenform kann sich die Endometriose verdrehen und/oder aufplatzen. Dies verursacht weitere Entzündungen und Blutungen und trägt zur Schmerzbildung bei. Endometriose kann wie Krebsgeschwüre eigene Blutgefäße und Nervenzellen ausbilden. Damit erhöht sich die Anzahl der Schmerzrezeptoren. Und dann wären noch die Schmerzen zu nennen, die entstehen können, wenn Organe befallen oder sogar infiltriert werden. Wenn man Endometriose hat, fühlt es sich oft so an, als würde man mit einem zugeschnappten Fangeisen in den Organen den Alltag bestreiten müssen.

Prinzessin auf der Nano-Erbse

Kennt ihr das, der einzige Depp über acht Jahren am Strand zu sein, der Wasserschuhe trägt? Oder die Situation, wenn der Partner einem in die Seite knufft, man »Aua!« ausruft und zu hören bekommt: »Ich hab dich doch kaum berührt!« Auf dem letzten Endometriosekongress erfuhr ich den Grund dafür: In mehreren wissenschaftlichen Untersuchungen fand man heraus, dass Patientinnen mit schmerzhafter Endometriose Schmerzen stärker spüren als andere. Das Ganze nennt man »generalisierte Hypersensitivität«.

Nein, ich genieße es nicht, im Sommer mit nackten Füßen durch den Garten zu rennen! Ich habe in der Schule nie eine Übung an Reck oder Stufenbarren hingekriegt, da man dabei mit jeglichen Körperteilen gegen die Holme schlägt, was mir immer höllische Schmerzen bereitete. Und Völkerball war für mich sowieso ein Fall für Amnesty International!

SCHMERZ-RANKING FÜR HELDINNEN

Ich für mich persönlich konnte bisher fünf Stufen des Endometrioseschmerzes ausmachen:

Stufe 1: Nur ein Kratzer!
Ein Ziehen, Zwicken und Zwacken – manchmal wie kleine Stromstöße –, und man weiß: Da ist was im Anmarsch!

Stufe 2: Bringt den Whisky!

Ein roher Schmerz, ein Brennen, ein leichtes Krampfen. Doch man schafft es noch, gerade zu stehen, normal zu atmen und alltäglichen Tätigkeiten nachzugehen – auch wenn man schneller erschöpft ist und öfters das Bedürfnis verspürt, sich setzen zu wollen.

Stufe 3: Ich bin getroffen!

Ein heftiger krampfartiger Schmerz, wie der schlimmste Muskelkater deines Lebens, der vom Bauch bis in den Rücken zieht. Man muss gebeugt gehen, reißt sich aber zusammen, wenn einem Leute begegnen. Eigentlich will man sich nur noch hinlegen, geht aber mit zur Grillparty, weil man nicht SCHON WIEDER absagen möchte – man kann ja den Abend sitzen. Unterhaltungen sind möglich, aber anstrengend, und eigentlich sehnt man sich nur noch nach bequemen Klamotten, Ruhe, Couch und Wärmflasche.

Stufe 4: In der sengenden Sonne am Marterpfahl

Wellen heftiger Schmerzen, wie Messer in den Eingeweiden. Die Eierstöcke sind bengalische Feuer, die immerzu gezündet werden, um das Endogeschwür wurde Stacheldraht gewickelt, der zugezogen wird. Man muss sich ständig setzen, die Atmung ist holprig. Man überlegt sich genau, ob es wichtig ist, was man gerade sagen möchte, denn die Energie zum Sprechen teilt man sich lieber ein. Mit Mühe schleppt man sich zur Arbeit, man hat Angst, SCHON WIEDER zu fehlen – lange macht die Firma das nicht mehr mit … Man bringt gegenüber Chef und Kollegen ein Lächeln hervor, würde sich aber am liebsten eruptionsartig seines Mageninhalts entledigen. Die Energie reicht gerade noch, einen Bleistift zu spitzen, was man dann trotzdem vollbringt, verdient mindestens das Bundesverdienstkreuz – es bekommt nur keiner mit.

Stufe 5: Reitet ihr weiter – lasst mich hier zurück!

Es geht gar nichts mehr. In meinem Kopf hat sich dieses Bild festgesetzt: Eine eiserne Hand drückt Gebärmutter, Geschwür samt Darm zusammen und lässt nicht locker – in 24 Stunden nicht für eine Sekunde. Es gibt keine Pause, in der man mal durchatmen könnte. Man atmet schwer durch den Mund, man kann kaum noch reden. Man muss sich ständig krümmen, auf dem Boden wälzen, hofft, durch Positionsänderung eine Verbesserung herbeizuführen, doch vergeblich. Schon am Anfang des Tages ist man total erschöpft – und hat noch einige Stunden Qualen vor sich. Es ist die reinste Hölle!

Ich muss schon öfter schmunzeln, wenn mein Mann mich beim Fahrrad fahren anfeuert, von wegen ich solle schneller machen – beim Sport müsse man mal an seine körperlichen Grenzen gehen …

THE TRICK IS TO KEEP BREATHING

Nach der großen OP vegetierte ich einige Wochen bei meinen Eltern vor mich hin. Dass ich nicht mit der Couch zusammenwuchs wie Stiefelriemen Bill mit der Black Pearl in *Fluch der Karibik*, war auch schon alles. Während meine Freunde auf Weltreisen, in Doktorprogramme oder ins Referendariat gingen, ging ich im Viertelstundentakt zur Toilette. Kurze Ausflüge rund um den Block waren so anstrengend wie das Sportabzeichen. Es ist ein Zustand, in dem man nur von Tag zu Tag lebt. An so etwas wie Zukunft dachte ich gar nicht mehr. Ich dachte generell in dieser Phase sehr wenig. Ich lag einfach nur da und atmete.

In meinem »eigentlichen« Leben war ich mit meinem Reiseleiterschein und meinem Zertifikat, Deutsch in der Erwachsenenbildung unterrichten zu dürfen, nach Schottland ausgewandert und jobbte mich wie gewohnt mit viel Energie durch. Seit meinem 16. Lebensjahr hatte ich immer gearbeitet. Auch mein Studium und das Jahr in Schottland hatte ich mir selbst finanziert, indem ich neben der Uni noch drei Jobs gleichzeitig hatte. In diesem »fremden« Leben wusste ich nicht mehr weiter. Ich war am Ende meiner Kräfte – und am Ende meines Dispokredits.

Keine Leistung – kein Mitleid

Es nützte alles nichts. Ich musste dringend wieder Geld verdienen. Ich zog zurück nach Bonn in meine WG und nahm meinen alten Studentenjob in einem Modehaus wieder auf, dieses Mal mit Aushilfsvertrag auf Vollzeit. Obwohl man meine Geschichte kannte, steckte man mich in das Team, das für das Lager zuständig war. Im Wesentlichen hieß das: Ziehen, Heben, Schleppen. Mit meinem operierten Bauch ging das natürlich nicht lange gut. Nachdem ich wegen massiver Schmerzen im Krankenhaus durchgecheckt wurde, empfahl man mir dort eine andere Tätigkeit.

So stellte man mich wieder an die Kasse. Trotzdem brach ich regelmäßig nach einem Arbeitstag mit Übelkeit, Herzrasen total zittrig und völlig erschöpft auf meinem Bett zusammen. Mein Leistungsabfall im Vergleich zu den Zeiten vor der OP war deutlich wahrnehmbar. Zunehmend wurde ich auf der Arbeit kritisch beäugt. In der Kantine sprach mich eine Mitarbeiterin aus einer anderen Abteilung an, was ich denn gehabt hätte. An ihrer Reaktion konnte man merken, dass sie es eigentlich schon wusste und nun auf die Gelegenheit wartete, mir etwas mitzuteilen. Denn ihre Antwort kam mit aufbrausender Emotion, die zuvor unterdrückt werden musste, wie aus der Pistole geschossen: »Ach, Endometriose! Hatte ich auch schon mal, hier hinten im Rücken. Wurde weggeschnitten, und erledigt war das Thema!«, und sie winkte das Gespräch mit der Gabel ab. Im Grunde konnte man aus ihrer Antwort nur eines herauslesen: Sie hatte keine Ahnung, was für ein Glück sie gehabt hatte! Mit dieser Erkrankung kann es in alle Richtungen gehen. Die Endometriose hat nun mal viele Gesichter.

ENDOMETRIOSE IST NICHT GLEICH ENDOMETRIOSE

WACHSTUMSMUSTER UND WACHSTUMSPHASEN

Endometriose kann viele verschiedene Wachstumsmuster aufweisen. In den meisten Fällen liegen Kombinationen dieser vor:

- nodulär (knötchenförmig)
- vesikulär (bläschenförmig)
- polypös (meist gestielte Ausstülpung von Schleimhaut)
- plaqueartig (dünner Belag)
- zystisch (mit Blut gefüllt)
- infiltrativ (in Gewebe/Organe hineinwachsend)

Bei der peritonealen Endometriose (siehe Seite 37) tritt die Endometriose in verschiedenen Farben in Erscheinung, woran man verschiedene Aktivitätsstufen ablesen kann: Es gibt aktive rote Herden, die fleißig neue Blutgefäße sprießen lassen. Das gesunde Umgebungsgewebe reagiert dabei wie damals unsere Dorfjugend auf Junggesellenfesten: Jungs, kommt alle herbei – Schlägerei! Nur das im Fall der Endometriose Zellen des Immunsystems zusammengetrommelt werden. Die Zytokine unter ihnen wollen die Störenfriede von ihren Opfern, den gesunden Zellen, abgrenzen. Bei diesem Prozess werden die roten Herde umgewandelt in schwarze und schließlich in inaktive weiße Herde, die über Jahre in einen Dornröschenschlaf fallen können. Und wie Dornröschen können sie leider auch wieder wach geküsst und aktiviert werden – sehr wahrscheinlich von einem Prinzen mit dem schönen Namen »Progesterondefizit«, auch bekannt unter seinem Alias »Östrogendominanz«. Es ist ein Zustand, in dem mehr Östrogen als der Gegenspieler Progesteron im Körper vorhanden ist. In diese hormonelle Dysbalance gerät man zum Beispiel oft nach Absetzen von Hormonpräparaten oder am Anfang der Wechseljahre, sodass die Endometriose in diesen Zeiten besonders gerne wieder aufblüht.

FORMEN DER ENDOMETRIOSE

Die Formen der Endometriose werden nach dem Ort ihres Vorkommens benannt – ein wahrer Spaß für Freunde der lateinischen Deklination:

Endometriosis genitalis interna

Diese Form der Endometriose wird auch Adenomyosis uteri et tubae genannt. Da mutet der häufiger gebräuchliche Name »Adenomyose« fast umgangsprachlich an. Es sind Endometrioseherde, die in der mittleren, aus Muskelgewebe bestehenden Schicht der Gebärmutter (Myometrium) oder in der Eileitermuskulatur wachsen. Man schätzt, dass fast die Hälfte aller Frauen mit Endometriosis genitalis externa auch eine Adenomyose haben.

Endometriosis genitalis externa

Diese Form der Endometriose breitet sich im kleinen Becken auf der Gebärmutter und um diese herum aus, zum Beispiel auf den Haltebändern der Gebärmutter, auf den Eileitern, den Eierstöcken, auf dem Bauchfell oder im Douglas-Raum (taschenförmige Aussackung des Bauchfells zwischen Gebärmutter und Darm). Es ist die häufigste Form der Endometriose. Sie wird in drei Gruppen eingeteilt:

- ovariell (die Eierstöcke betreffend)
- peritoneal (das Bauchfell betreffend)
- rektovaginal (zwischen Enddarm und Scheide)

Endometriosis extragenitalis

Diese Form der Endometriose befindet sich entweder in Nachbarschaft des kleinen Beckens oder in ferneren Körperregionen. In Nachbarschaft liegen etwa Blase, Darm, Ureter (Harnleiter). Weiter entfernt sind da schon Zwerchfell, Nabel, Lunge oder Gehirn.

Tief infiltrierende Endometriose

Als tief infiltrierende Endometriose (TIE) wird der tiefe Befall des Septum rectovaginale (dünne, bindegewebige Trennwand zwischen Scheide und Mastdarm), des Fornix vaginae (Scheidengewölbe, das einen Teil des Gebärmutterhalses erfasst), des Retroperitoneums (Strukturen hinter dem Bauchfell, sind nicht vom Bauchfell umschlossen, zum Beispiel Beckenwand) sowie des Darms, Ureters und der Harnblase definiert.

Alles in allem passt meine Endometriose perfekt zu mir. Ich kann mich oft nicht entscheiden. So habe ich auch dieses Mal einfach bei allen Endomentrioseformen laut »Hier!« gebrüllt.

STADIEN DER ENDOMETRIOSE

»Ich bin Grad IV. Und du so?« Oft tauschen sich Betroffene über die Stadien ihrer Endometriose aus. Mich persönlich hat das noch nie sonderlich interessiert, da es nichts über die Beschwerden aussagt. Vielleicht ist es manchmal ganz interessant, wenn man seinen OP-Bericht besser verstehen will. In meinem Bericht steht allerdings nichts von einem Stadium, da es noch kein Standard ist, dieses zu protokollieren. Es würde allerdings zu einer besseren Verständigung von Operateur zu Operateur führen. So wüsste der Chirurg der Folge-OP, was sein Kollege in der vorherigen vorgefunden hat.

In der Endometrioseklassifikation ist der rASRM-Score der American Society of Reproductive Medicine am Weitesten gebräuchlich. Dieser erfasst allerdings nur die ovarielle und die peritoneale Endometriose und sagt, wie gesagt, nichts über Schmerzen und Infertilität aus, sondern lediglich über das Ausmaß der sichtbaren Ausbreitung:

I.   Minimaler Befall
II. Milder Befall
III. Mäßiger Befall
IV. Starker Befall

Später erarbeitete man den ENZIAN-Score, um auch die tief infiltrierende Endometriose (TIE) und die retroperitoneale Endometriose zu erfassen, als auch Manifestationen in Rektum, Sigma oder an der Blase. Hier werden die drei Hauptachsen beschrieben und die aufsteigenden Stadien differenziert. Raumachse A steht für die Ausdehnung der tiefen Infiltration entlang dem Douglas bis in die Scheide, B für die Ausdehnung entlang der Beckenwand und C für die Organüberschreitung in Richtung Darm. Hinzu kommen drei Schweregrade: kleiner als 1 cm, zwischen 1 bis 3 cm und größer als 3 cm.

Aber auch der ENZIAN-Score sagt nichts über Schmerz und Sterilität aus. In dem Sinne kann eine Klassifizierung auf dem Papier auch negative Folgen für die Betroffene haben, etwa bei der Beantragung von einem Grad der Behinderung (GdB) oder der Teilerwerbsrente. Da kann man die stärksten Symptome haben – steht in einem Bericht »Minimaler Befall und A1«, sagt der Amtsarzt unter Umständen dann trotzdem: »Abgelehnt – der Nächste bitte!«

Den subjektiven Schmerz der Patientin stellen manche Kliniken mit der visuellen Analogskala VAS dar. Dabei wird die Patientin gefragt, wie stark sie den Schmerz empfindet, beispielsweise auf einer Skala von 1 bis 10. Hier wäre wünschenswert, dass die VAS-Werte bei Endometriose grundsätzlich Eingang in behördliche Beurteilungen finden.

DIE ENDOMETRIOSE-BULLSHIT-LOTTERIE – EINEN DIESER SÄTZE ZIEHT MAN IMMER!

- Wie, es geht dir schlecht? Du siehst gar nicht krank aus!
- Du bist doch jetzt gesund, wurdest doch operiert!
- Beobachte dich nicht immer selbst so genau!
- Du musst mehr unter Leute gehen!
- Du schläfst zu wenig!
- Du schläfst zu viel!
- Du musst mehr Sport treiben!
- Warum isst du das denn jetzt nicht?
- Wie, du trinkst keinen Alkohol?!
- Du musst positiv denken!
- Probier doch mal …
- Das hab ich auch schon mal.
- Wir werden alle nicht jünger.
- Das ist der Stress!
- Bist du heute nicht gut drauf?
- Guck doch nicht so unglücklich!
- Entspann dich!
- Wir gehen zu Fuß!
- Vielleicht hättest du die Hormone doch weiternehmen sollen …

DIAGNOSE DER ENDOMETRIOSE

MISS MARPLE, BITTE IN DEN OP!

Die Diagnose der Endometriose ist wahrlich eine Detektivarbeit. Es gibt noch keine relevante, einheitliche Screening-Methode. So unterschiedlich Lokalisation, Formen und Verlauf der einzelnen Endometrioseerkrankungen sind, so unterschiedlich sind die gewählten Untersuchungsmethoden, auch wenn eine Handvoll Standarduntersuchungen empfohlen werden. Bildgebende Verfahren (Röntgen, Ultraschall, MRT, CT) reichen für eine gesicherte Diagnose in jedem Fall nicht aus. Die Untersuchung einer Gewebeprobe bringt letztendlich Klarheit. Im Folgenden beschreibe ich einige Untersuchungen, die recht häufig bei Endometriose anfallen.

Tastuntersuchungen – bitte auch den Hintereingang benutzen!

Die Untersuchungen beim Frauenarzt führen nicht zu einer Diagnose, geben in manchen Fällen aber erste Anhaltspunkte. Bei der Tastuntersuchung kann zum Beispiel eine eingeschränkte Beweglichkeit der Eierstöcke und der Gebärmutter auf eine Endometriose hindeuten sowie eine nach hinten abgeknickte Gebärmutter oder »Kissing Ovaries«. Diese können oft nur bei der Rektaluntersuchung ertastet werden. Daher ist diese sehr wichtig, wenn auch nicht gerade ganz oben auf meiner Top-Ten-Liste.

Kolposkopie – Achtung, jetzt wird's kurz mal kalt!

Bei der Kolposkopie, der Untersuchung der Vagina mittels eines Untersuchungsmikroskops (Kolposkop), können Endometrioseherde in der Scheide oder am Gebärmutterhals (Zervix) in seltenen Fällen wohl sichtbar sein. Endometriosezysten auf oder im Eierstock (sogenannte Schokoladenzysten) kann man im Ultraschall sehen. Da es aber ähnlich aussehende Zysten beziehungsweise Tumore gibt, ist auch dies noch kein sicherer Nachweis einer Endometriose ohne den histologischen Befund (Gewebsuntersuchung). Der Ultraschall eignet sich nur bedingt für die Adenomyose, manchmal sieht man sie, manchmal aber auch nicht. Peritoneale Endoherde können bei dieser Untersuchung nicht gesehen werden und rektovaginale Tumore nur selten.

Tumormarker erhöht – keine Panik!

Durch eine Blutuntersuchung kann der Frauenarzt feststellen, ob der Tumormarker CA-125 erhöht ist. Doch erhöhte Werte allein sagen noch nichts aus. Der CA-125-Wert kann zum Beispiel auch während der Menstruation erhöht sein. Er ist nicht zwingend ein Hinweis auf ein Endometriosegeschwür, sondern nur ein weiteres Puzzleteil, das im Gesamtbild betrachtet werden muss.

Die Bauchspiegelung – Blick durchs Schlüsselloch

Für eine gesicherte Diagnose muss eine Gewebeprobe entnommen werden. Dies geschieht meist während einer Bauchspiegelung. Die sogenannte Laparoskopie wird unter Vollnarkose durchgeführt, gilt aber heutzutage als Routineeingriff. Der Bauchraum wird wie ein Luftballon mit Gas (Kohlendioxid) gefüllt. Durch kleine Schnitte in der Bauchdecke können Spezialkameras und Instrumente geführt werden. Die Vorteile: Postoperative Schmerzen und Verwachsungen (Adhäsionen) sind meist weniger ausgeprägt als beim Bauchschnitt (Laparotomie), die stationären Aufenthalte sind kürzer, und man ist schneller wieder auf den Beinen. Zudem bleiben einem nur drei kleine Narben und kein langer Schmiss auf dem Bauch. Bauchschnitte sind heutzutage nur noch in Ausnahmen nötig, etwa bei massivem Befall oder Komplikationen.

UNTERSUCHUNGEN VON DARM, BLASE UND NIERE – DAS MUSS MAN ERST MAL VERDAUEN

Da die Endometriose nicht selten Darm, Blase und Nieren befällt, muss man sich dementsprechend Untersuchungen dieser Organe unterziehen.

Llahcsartlu: Ultraschall von hinten

Bei Verdacht auf eine rektovaginale Endometriose wird manchmal eine Transrektalsonografie, eine Ultraschalluntersuchung durch das Rektum, empfohlen. Sie kann wohl wichtige Informationen über eine Infiltration der Serosa (Schicht des Bauchfells) oder der Muskelschicht des Rektums liefern. Das scheint sich unter der Ärzteschaft jedoch noch nicht so ganz herumgesprochen zu haben. Nachdem man diese Untersuchung bei mir von der Frauenklinik aus angeordnet hatte, saß ich beim Proktologen, der mich mit den Worten abwimmelte: »Und was soll das bringen?« (Leider keine unübliche Arzt-Patienten-Situation bei Endometriose ...).

Darmspiegelung – in die Röhre gucken

Eine Darmspiegelung wird empfohlen, wenn etwa der Verdacht auf Endometriosebefall im Darm besteht oder man schauen möchte, inwieweit der Tumor am Darm von außen die Durchgängigkeit beeinträchtigt. Man unterscheidet zwischen Rektoskopie (Mastdarmspiegelung) und Koloskopie (Dickdarmspiegelung). Der Mastdarm (Rektum) ist dabei der letzte Teilabschnitt des Dickdarms (Kolon).

Das Dumme an der Darmspiegelung: Die Endometriose stellt sich meist nicht auf der Schleimhaut des Darms dar. Ein negativer rektoskopischer Befund bei Verdacht auf Befall im Darm schließt eine Darminfiltration somit keinesfalls aus. Die Endometriose versteckt sich eventuell nur unter der Darmschleimhaut.

Darmröntgen – hab schon mehr gelacht …

Bei der sogenannten Irrigoskopie werden Darmlänge, -weite und -lage bestimmt. Außerdem prüft man Veränderungen der Darmwand und Ausstülpungen. Erst wird ein Darmrohr in den Enddarm geschoben und ein Kontrastmittel (was von der Konsistenz etwas an Pfannkuchenteig erinnert) eingeführt. Dann darf man sich wieder vom Kontrastmittel trennen. Doch sie winken schon wieder mit dem Darmrohr, und es wird Luft eingefüllt. In verschiedenen Positionen werden dann Röntgenbilder gemacht, die sich in den seltensten Fällen für Instagram eignen. Immerhin scheinen sie aufschlussreich zu sein.

Ultraschall der Nieren

Der Ultraschall der Nieren ist völlig harmlos. Da ist höchstens mal das Ultraschallgel auf der Haut etwas kalt. Ansonsten geht der Arzt nur mit einem Ultraschallkopf von außen an den Seiten des Rumpfs entlang. Der Ultraschall wird gemacht, um einen Harnstau durch die Endometriose ausschließen zu können.

Diese Untersuchung hat mir ein sehr charmantes Kompliment eingebracht: »Sie haben aber schöne Blutgefäße!« – Ja, man freut sich da schon über Kleinigkeiten.

Blasenspiegelung – Harndrang mit Ausblick

Eine Blasenspiegelung (Zystoskopie) wird bei Verdacht auf Endometriosebefall in der Blase gemacht. Anzeichen dafür können sein: Schmerzen beim Wasserlassen, Blut im Urin oder häufiger Harndrang.

Die Zystoskopie wird unter einer örtlichen Betäubung vorgenommen. Dafür wird ein Gleitgel mit Betäubungsmittel in die Harnröhre eingelassen. Dann wird das Zystoskop unter Spülung mit Wasser eingeführt, die Blase wird dabei mit der Flüssigkeit gefüllt, damit sich die Blasenwand entfaltet und besser sichtbar ist. Gut, bei der Blasenspiegelung dachte ich auch, ich läg jetzt lieber am Strand. Aber wirklich schmerzhaft war es nicht, und es war auch ganz schnell vorbei.

Urogramm – wenn der Abfluss mal verstopft ist

Das sogenannte Urogramm ist eine Funktionsuntersuchung des harnableitenden Systems und wird gemacht, um Nierenstau oder etwa eine Harnleiterverlagerung durch die Endometriose ausschließen zu können. Erst wird ein Röntgenbild ohne Kontrastmittel gemacht. Dann wird jodhaltiges Kontrastmittel durch Injektion in die Armvene zugeführt und in den nächsten 30 Minuten Bilder von Niere, Harnleiter und Harnblase aufgenommen.

Harnleiterspiegelung – alles fließt

Bei Harnstau wird eine Harnleiterspiegelung (Ureteroskopie) vorgenommen. Ein sehr dünnes optisches Spezialinstrument wird durch Harnröhre und Blase in den Harnleiter eingeführt. Oft werden gleichzeitig Röntgen- und Ultraschallbilder aufgenommen. Manchmal ist die örtliche Einspritzung von Kontrastmittel erforderlich. Wegen der Verschwellung des Harnleiters wird im Abschluss oft ein Harnleiterkatheter gelegt, der nach einiger Zeit wieder entfernt werden kann.

MRT UND CT

Es gibt zwei bildgebende Verfahren, die gerne mal miteinander verwechselt werden. Muss ich jetzt in die Röhre, oder ist es nur der Ring ...?

Die Magnetresonanztomografie (MRT) – Augen zu und durch

Das MRT wird bei schwerer rektovaginaler Endometriose, zur Diagnose beziehungsweise Ausschluss einer Adenomyose und zur Rezidivdiagnostik empfohlen. Mittlere bis große Endometrioseherde können hier dargestellt werden. Da kleinere Herde nicht erfasst werden können, dient das MRT nicht zum sicheren Ausschluss einer Endometriose. Im Allgemeinen werden durch das Becken-MRT tiefe Infiltrationen in die Beckenorgane dargestellt. Geht es um den Unterbauch, wird über den Venenzugang im Arm ein speziell für das MRT entwickeltes Kontrastmittel eingeleitet, um den Darm besser darzustellen. Dieses Mittel ist besonders gut verträglich, da es nicht jodhaltig ist. Damit der Darm entspannt, wird Buscopan intravenös verabreicht. Dieses bewirkt für ein paar Sekunden heftiges Herzklopfen, was aber völlig normal ist. Ich erwähne es an dieser Stelle, weil es einem nicht immer gesagt wird. Also, nicht erschrecken! Das Buscopan macht ganz schön müde. Verkehrstüchtig ist man nach der Untersuchung jedenfalls nicht.

Noch ein Tipp: Nicht die Augen öffnen! Ich habe mir vorgestellt, unter einer Sonnenbank zu liegen. Gut, das wurde bei anderthalb Stunden nach einer Weile auch langweilig. So »ging« ich an den Strand. Und noch etwas: Bitten Sie ruhig darum, die Belüftung einzuschalten. Die funktioniert so gut, dass man dann das Gefühl hat, in einem großen Raum zu liegen.

Die Computertomografie (CT) – Ring of Fire

Es gibt gewisse Vorteile beim CT: Die Untersuchungszeit ist recht kurz, es ist im Gegensatz zum MRT offen, und man fährt nur durch einen

45

Ring. Jedoch ist die Strahlenbelastung sehr hoch. Daher sollte man diese Untersuchung nicht zu oft machen. Man sagte mir, dass man Dinge im CT sehen könne, die das MRT nicht darstelle, und umgekehrt. Bei Endometriose wird das MRT aber häufiger angeordnet.

Zur Vorbereitung auf das CT muss man zwei Liter Kontrastmittel trinken, das ich mir so an der Bar auch nicht bestellen würde. Ein jodhaltiges Kontrastmittel wird während der Untersuchung intravenös verabreicht. Beim Einlaufen des Kontrastmittels in meine Venen hatte ich das Gefühl, als hätte jemand ein Lagerfeuer unter mir entzündet und würde zusätzlich noch einen Bunsenbrenner unter meine Blase halten. Das ist wohl ein häufigeres Phänomen. Es ging alles auch wieder recht schnell vorbei. Außer mein starkes Herzklopfen. Das blieb recht lange.

Mein Tipp: Beim letzten CT hatte man mir vorher Kortison und Antihistaminika gespritzt. Damit hatte ich dann keinerlei Nebenwirkungen, weder Hitzegefühl noch Herzrasen.

PROBLEM: ADENOMYOSE

Eine Adenomyose wird meist erst nach Gebärmutterentfernung und deren anschließender Untersuchung unterm Mikroskop diagnostiziert. Möchte man seine Gebärmutter behalten, könnte man höchstens eine Gewebeprobe während einer Bauchspiegelung entnehmen. Ergibt die Untersuchung aber einen negativen Befund, heißt das noch lange nicht, dass keine Endometriose vorliegt, sondern vielleicht nur, dass man die falsche Stelle erwischt hatte.

Erfahrene Ärzte und Radiologen können eine Adenomyose manchmal im Ultraschall oder MRT sehen. Leider ist nicht jeder Arzt mit dem Krankheitsbild vertraut. Der gut gelaunte Radiologe, der mich letztes Jahr in der Notaufnahme in Empfang nahm, fragte mich:

»Na, was haben wir denn hier?«

Ich: »Endometriose.«

Der Radiologe: »Was ist das denn?«

URSACHEN
DER ENDOMETRIOSE

DIE DUNKLE MATERIE DER GYNÄKOLOGIE

Die genauen Ursachen der Endometriose sind bis heute nicht wirklich geklärt. Die beiden wichtigsten Theorien zur Entstehung sind die »Transplantationstheorie«, eine Art »Verschleppung« der Zellen, und die Annahme der »Metaplasie«, der »Umwandlung« von Zellen. Bei manchen Endometrioseherden scheint eine Kombination der beiden Entstehungsarten eine Rolle zu spielen.

DIE LÜCKEN DER
TRANSPLANTATIONSTHEORIE

Die Transplantationstheorie etablierte sich in den 1920er-Jahren. Laut dieser gelangen Endozellen über das Blut, das während der Menstruation über die Eileiter zurückläuft (retrograde Menstruation), in den Bauchraum, wo sie sich ansiedeln und ihr Unwesen treiben. Klingt plausibel. Es gibt da nur ein paar Problemchen:

Gehen wir zurück ins 19. Jahrhundert, als der Arzt Carl Freiherr von Rokitansky gerade die Endometriose entdeckt hatte. An dem aufgeschnittenen Frauenkörper vor ihm fällt ihm neben der Endometriose noch etwas auf, was später das *Mayer-Rokitansky-Küster-Hauser-Syndrom* genannt werden soll: Die Frau hatte von Geburt an keine Gebärmutter!

Keine Gebärmutter, folglich kein Menstruationsblut – und doch ist der gesamte Bauchraum voller Endometriose. Bei 90 Prozent der Frauen läuft das Blut über die Eileiter zurück. Das ist ganz normal. Nicht jede entwickelt dabei eine Endometriose. Hier ist eine differenziertere Sicht auf die Erkrankung nötig.

METAPLASIE – WENN ZELLEN SICH UMWANDELN

Es wird heute nicht abgestritten, dass die retrograde Menstruation die Endometriose begünstigt. Bei Endometriosepatientinnen ist sie meist auch stärker ausgebildet. Sie kann jedoch nicht der alleinige Schlüssel sein. Laut Huber (siehe »Link-Tipps« Seite 224) können sich Endometriosezellen überall bilden, wo ein »spezifisches Keimbett« vorhanden ist. Dafür brauche es kein Menstruationsblut. Die Umwandlung der vorerst normalen Zellen wird »Metaplasie« genannt. Warum sich die Zellen umwandeln, ist noch nicht bis ins Detail erforscht.

Die Metaplasie erklärt laut Huber nach Ergebnis einiger Forschungsarbeiten wohl die Entstehung der Adenomyose: Embryonale Zellen, die sich zur Gebärmutter ausbilden sollen, verlieren auf dem Weg zu ihrem Bestimmungsort einige ihrer Weggefährten. Diese wandeln sich im Erwachsenenalter durch unbekannte Ursachen an der Stelle, an der sie verloren gegangen sind, zu Endometriosezellen um. Die Adenomyose wäre in dem Falle also ein abgesprengter Teil der Gebärmutter.

Nach den anatomischen Veränderungen zu schließen ist laut Huber auch bei der ovariellen Endometriose eine Metaplasie als Entstehung wahrscheinlicher als der Rückfluss des Menstruationsbluts. Dies zeige schon die historische Fallbeschreibung der Mayer-Rokitansky-Küster-

Syndrom-Patientin. Sie hatte wohl auch ohne Gebärmutter Endometriose an Eileiter und Eierstock.

Die retrograde Menstruation spiele eventuell bei der peritonealen Endometriose eine Rolle. Aber auch hier sei bislang nicht geklärt, ob tatsächlich zurückfließendes Blut Prozesse zur Endometrioseentstehung am Bauchfell in Gang setzt, oder es nicht vielmehr so ist, dass es Metaplasieprozesse sind, die umgekehrt das Einwandern des Menstruationsbluts ermöglichen.

Rektovaginale Herde zeigen laut Huber häufig typische endometriale Zellen, die aber stets von schwach entwickelten, glatten Muskelzellen umschlossen sind. Molekularbiologische Marker deuten darauf hin, dass auch diese während der Embyonalentwicklung auf Abwege geraten sind, und wie alle Zellen, die zu Gebärmutter, Eileiter oder Eierstock werden sollen, vom sogenannten Müller'schen Gang abstammen.

MÄDCHENKRAM?

Ein kleiner Exkurs zum Müller'schen Gang (Erinnert ihr euch? Kam im Biounterricht irgendwann zwischen Photosynthese, Pawlow'scher Hund und Schiffe versenken dran):

Im Müller'schen Gang sind die weiblichen Genitalien angelegt. In den ersten zehn Wochen entwickelt sich jeder Embryo erst einmal in die weibliche Richtung. Ab der zehnten Woche kommt das männliche Y-Chromosom, sagt »Nö, mach ich nicht mit!« und sorgt für eine Hemmung, sodass die weiblichen Anlagen nicht weiter ausgebildet werden, sondern die männlichen Geschlechtsmerkmale durchkommen. Dies erklärt, dass man Endometriosezellen auch schon bei Männern gefunden hat. Die Anlagen zur Gebärmutter sind ja sozusagen da.

Zombies im Bauch

Ein weiterer Grund spreche wohl gegen die retrograde Menstruation als alleinige Ursache: Die Zellen der Gebärmutterschleimhaut sterben vor der Menstruation ab. Dass ihnen nach dem Verschleppen in den Bauchraum wieder neues Leben eingehaucht wird – eine Art gynäkologisches »Dawn oft the Dead« –, wird als eher unwahrscheinlich angesehen. Wachstumsprozesse könnten die toten Zellen demnach wohl nicht mehr hervorrufen. Dann dürften sie auch keine Endometriose hervorrufen.

An dieser Stelle kommt das Enzym Aromatase ins Spiel. Es steht wohl im Zusammenhang mit einem Wirkmechanismus, der die Zellen auf der sinkenden Titanic der Menstruation überleben lässt. Wie dies geschieht, ist noch nicht entschlüsselt. In Endometrioseherden wurde jedenfalls ein Überschuss dieses Enzyms festgestellt. In der Gebärmutterschleimhaut kommt es jedenfalls nicht vor.

In den Endometrioseherden führt die Aromatase unter anderem zu einer Produktion an Östrogenen. Daher können wahrscheinlich manche hormonabhängigen Endometrioseherde auch nach Entfernen der Eierstöcke noch aktiv sein. Sie bilden einfach ihr eigenes Östrogen. Zurzeit wird daran geforscht, ob sogenannte Aromatasehemmer als Medikamente gegen Endometriose helfen könnten. Laut Huber haben sie aber bisher noch nicht gezeigt, dass sie Endometriosebeschwerden reduzieren können.

Da denkt man, man hätte es endlich verstanden

Nachdem ich mir das alles so angelesen und für die retrograde Menstruation nur noch ein müdes Lächeln übrig habe, redete ich mit Prof. Dr. Korell, Leiter und Chefarzt der Klinik für Gynäkologie und Geburtshilfe in Neuss. Dieser favorisiert eine Entstehung durch die retrograde Menstruation aufgrund seiner eigenen Forschungsarbeiten nach wie vor. Ich fragte Prof. Dr. Korell, wie dann Endometriose ohne Gebärmutter und bei Männern möglich sei. Seine Antwort: »Ich denke, es gibt einfach mehrere Endometriosen.«

Aliens im Bauch

Auch zur Theorie der Adenomyose als abgesprengter Teil der Gebärmutter aus der Embryonalphase gibt es durchaus Gegendarstellungen. Laut Prof. Dr. Leyendecker etwa entsteht diese eher dadurch, dass die Kontraktionen der Gebärmutter während der Menstruation bei Endometriosebetroffenen sehr viel stärker seien als bei gesunden Frauen (siehe »Literaturtipps« Keckstein, Seite 221). Dadurch würden Zellen aus der basalen Gebärmutterschleimhaut (unterste Schicht der Gebärmutterschleimhaut) durch Schwachstellen in der Gebärmutterwand in deren Muskelschicht eindringen können. Durch die stärkeren Kontraktionen würden zudem durchaus lebensfähige Zellen aus der Basalschicht bei Frauen mit Endometriose in den Bauchraum geschleudert werden. (In dem Fall hätten wir es eher mit Aliens als mit Zombies im Bauch zu tun. Ich weiß ja nicht, ob dieser Tausch für uns unbedingt einen Vorteil bringt ...)

Wie wir unterm Strich sehen: Die Fachwelt tappt auch noch ein wenig im Dunkeln unserer Bauchhöhlen.

WENN DAS IMMUNSYSTEM AUF STUR SCHALTET

Worin man sich anscheinend einig ist: Es wird ein Zusammenhang zwischen Endometriose und Störungen im Immunsystem angenommen. Zu genetisch bedingten Störungen immunologischer Vorgänge passt auch die Häufung von Endometriose innerhalb einer Familie bei Verwandten ersten Grades. Der Umstand, dass die Defekte im Immunsystem unterschiedlich ausgeprägt sind, kann eventuell die unterschiedlich starken Ausprägungen verschiedener Endometrioseerkrankungen erklären.

In Endometrioseherden wurde zum Beispiel eine erhöhte Produktion von Zytokinen festgestellt, Proteine, die u.a. das Wachstum und die Differenzierung von Zellen regulieren. Dafür ist die Aktivität der Natural-Killer-Zellen, die Tumorzellen erkennen und abtöten, reduziert. Antinukleäre Antikörper – Antikörper, die das Immunsystem aus unbekannten Gründen gegen die eigenen Körperzellen bildet – werden vermehrt unter Endometriosepatientinnen nachgewiesen. Insgesamt wird bei ihnen eine erhöhte Neigung zu Autoimmunerkrankungen beobachtet.

Dioxin und Umweltgifte

Die Metaplasietheorie wird oft in Kombination mit Dioxin als mögliche Ursache genannt. Nach einem Chemieunfall in Italien, dem sogenannten Sevesounglück, bei dem Dioxin austrat, untersuchte man Frauen auf Dioxinwerte im Blut und stellte dabei fest, dass Frauen mit höheren Werten später häufiger eine Endometriose entwickelten.

Auch andere Umweltgifte, die hormonähnliche Wirkung haben, stehen im Verdacht, zu einer Endometriose beizutragen. Sie wirken meist wie Östrogen und stecken beispielsweise in Moschusverbindungen von Duftstoffen, in Kunststoffen, Pestiziden, Insektiziden, Farben und Lacken, Möbeln, Teppichböden, Tapeten u.v.m. Wir sind förmlich von ihnen umgeben und atmen sie sogar ein.

Ein weiterer krankheitsfördernder Faktor: oxidativer Stress. Rauchen, Trinken, Junkfood – in den 1990er-Jahren also eine ganz normale Jugend in der Eifel – lassen im Körper freie Radikale entstehen, die den Stoffwechsel der Zelle stören und eine Entstehung der Endometriose begünstigen könnten.

Ich bin Endometriosepatientin, holt mich hier raus!

Es gibt noch viele andere Theorien und Forschungsansätze zur Entstehung der Endometriose. Fehler in der Regulierung von Genen, entwicklungsfähige Stammzellen, die unabhängig vom Menstruationsblut ins kleine Becken wandern u.v.m. Vielleicht gibt es eine hauptsächliche Ursache – man weiß es nicht. Es scheint zumindest keine alleinige Ursache zu geben. Endometriose ist ein genetisches, hormonelles, immunologisches und mechanisches Chaos, das es aufzuräumen gilt. Und wir Endopatientinnen sitzen mitten im Chaos und hoffen darauf, dass uns endlich jemand herausholt!

ERHÖHTES ENDOMETRIOSERISIKO?

Ich habe schon Fragen gelesen wie: »Wenn ich Tampons benutze, fördere ich damit den Rückfluss des Bluts und bekomme dann Endometriose?«, oder: »Wenn ich kein rotes Fleisch mehr esse, kann ich dann einer Endometriose vorbeugen?«

Ich denke, man hat gesehen, wie komplex die Entstehungsmechanismen der Endometriose sein müssen. Die Nutzung von Tampons fördert eine Endometriose dabei ebenso wenig wie Nasebohren einen Gehirntumor. Und es reicht natürlich nicht aus, »nur« an der Ernährung zu schrauben. Man muss es leider sagen: Es gibt nichts, was man zur Endometrioseprävention tun könnte.

Es werden immer wieder Risikofaktoren genannt, die die Entwicklung einer Endometriose begünstigten. Es heißt zum Beispiel, wenn man nie durch eine Schwangerschaft gegangen sei, würde es die Entstehung einer Endo fördern. Ich kenne jedoch einige Frauen, die erst nach der Geburt ihrer Kinder Beschwerden durch Endometriose entwickelt haben. Von daher wäre ich mit dem Tipp vorsichtig, zur Vorbeugung beziehungsweise »Heilung« einer Endometriose schwanger zu werden, wenn eine Schwangerschaft für einen ansonsten nicht infrage käme.

Wie bei einer Bekannten von mir. Nachdem ihr Frauenarzt ihr den Tipp gegeben hatte, möglichst bald schwanger zu werden, dachte sie damals: »Aber ich bin doch erst 17…!«

Weitere Risikofaktoren

- Frühe Menstruation
- Späte Menopause
- Übergewicht
- Häufige Perioden
- Lang anhaltende Perioden

Dies alles trifft auf mich nicht zu. Trotzdem habe ich eine ausgeprägte Endometriose.

KEINE WIRKUNG OHNE NEBENWIRKUNG

Fast genau ein Jahr nach meiner großen OP hatte ich nachts unerträgliche Schmerzen und drückte meine Stirn ins staubmilbendurchsetzte Sperrmüllsofa unseres WG-Wohnzimmers. Ich wollte mal wieder nicht wahrhaben, dass etwas nicht stimmte. So verbrachte ich Stunden wie versteinert, bis mein Freund (jetziger Ehemann) mich so vorfand. Dieses Mal war er es, der sagte: »Wir fahren jetzt ins Krankenhaus, aber sofort!«

Darmverschluss! Not-OP! Wie ich später durch einen Arzt erfahren habe, kann der Darm nach einer Darm-OP noch bis zu drei Jahre lang »instabil« sein und in sich zusammenfallen. Die Wahrscheinlichkeit dafür ist in etwa so hoch wie ein Sechser im Lotto. Hätte ich mir doch nur mal ein Los gekauft ...

Ein Sechser im Lotto wäre mir lieber gewesen

Vom Traum auszuwandern verabschiedete ich mich langsam, aber sicher. Denn wenn man ohne dickes Bankkonto ein Leben in einem anderen Land starten möchte, braucht man vor allem eines: Energie! Und die hatte ich nun wirklich nicht mehr.

Physisch und psychisch baute ich immer mehr ab. Einerseits wollte ich Leistung erbringen. Auf der anderen Seite merkte ich aber, dass ich nichts mehr zu geben hatte. Schmerzen hatte ich nach den OPs zwar lange Zeit nicht mehr, aber ich war ständig unterzuckert, zittrig und oft nahe der Ohnmacht. Es kostete ein paar Jahre, viele Internisten und einige Endokrinologen, bis mir ein Assistenzarzt die bestätigenden Worte sagte: »Gestagene beeinflussen den Fett- und Zuckerstoffwechsel und können Insulinresistenz auslösen! Haben Sie das denn nicht gewusst?« – Nö, hatte ich nicht gewusst.

Andererseits warnten mich alle Frauenärzte davor, das Gestagen abzusetzen. So stand ich vor der Entscheidung: Pest oder Cholera? Die Angst vor einer Wiederkehr der Endometriose, und mit ihr noch mehr von meinem Darm einbüßen zu müssen, war zu groß. Also entschied ich mich für »Cholera« und schluckte weiterhin synthetische Hormone, die Thrombose-, Hirnschlag- und Herzinfarktrisiko erhöhen, lagerte Flüssigkeit ein bis zur Physiognomie einer Wasserleiche, veränderte meinen Stoffwechsel, der ein Knäckebrot zur Kalorienbombe umwandelt, hatte eine Frisur, die trotz Waschens immer wie frisch aus der Fritteuse aussah, und lief nur noch mit einer Stimmungslage herum – und die war düster. Ich war nicht mehr ich selbst!

Revolution in der Pfalz

Mein Mann und ich zogen in die Pfalz. Ich jobbte mich durch, wie es die Kraft gerade zuließ. Neben neuen Erfahrungen sammelte ich vor allem neue Nebenwirkungen der Gestagene: Sehstörungen, Schwindel, ein gestörtes Körpergefühl, als würde ich in Luftlöcher treten, und seltsame Ängste und Panikattacken. Ich war in einem Zustand, in dem man mich nur noch für die Körperwelten-Ausstellung hätte gebrauchen können.

Nach fünf Jahren hatte ich genug davon. Ich konnte nicht mehr! Zum ersten Mal hörte ich auf meinen Körper und startete gegen Empfehlung der Ärzte eine kleine »Revolution«: Ich setzte die Gestagene auf eigene

Faust ab – und begann wieder zu leben! Die Phänomene samt Depression und Panikattacken verschwanden. In nun immerhin fast sieben Jahren traten sie in dieser Form auch nicht mehr auf. Bis auf die Unterzuckerung. Die Insulinresistenz hat sich bei mir leider festgebissen.

Die Spirale der Verzweiflung

Ich finde es besonders interessant, immer wieder zu lesen, dass aufgrund der Erkenntnisse über die verschiedenen Formen der Endometriose die Behandlungsstrategien immer individueller würden.

Mein Eindruck ist da ein anderer: Außerhalb der Chirurgie sind wir von individuellen Behandlungsstrategien ebenso weit entfernt wie von einer Lösung für den Klimawandel. Niedergelassene Gynäkologen probieren nach wie vor einfach nur diverse Hormonpräparate an einem durch, nach dem Motto »Ein blindes Huhn findet auch mal ein Korn«.

Die letzte »Verzweiflungstat«, und damit zitiere ich sogar einen Frauenarzt, ist dann meist die Hormonspirale. Gleichzeitig muss man sagen: Was sollen sie auch anderes machen? Es stehen nun mal keine anderen Wirkstoffe zur Behandlung der Endometriose zur Verfügung.

SCHULMEDIZINISCHE THERAPIE DER ENDOMETRIOSE

DIE SUCHE NACH DEM HEILIGEN GRAL

Anno Domini 2004 trafen sich zum ersten Mal Experten aus dem deutschsprachigen Raume zu ihrer »gynäkologischen Tafelrunde« und erarbeiteten Leitlinien zu Diagnostik und Therapie der Endometriose.

Das letzte Schriftstück aus dem Jahr 2013 führt in seinem Prolog mit folgenden Worten in die Thematik ein:

Die Endometriose ist eine für Ärzte und betroffene Patientinnen gleichermaßen verwirrende Erkrankung.

In dieser Verwirrung versuchen die Ritter der Schulmedizin im Wesentlichen mit drei Schwertern, der Endometriose auf den schleimigen Pelz zu rücken:

- Operation
- Hormone
- Schmerzmittel

Die Behandlung der Endometriose, ob operativ oder medikamentös, hängt dabei generell von folgenden Faktoren ab:

- die individuelle Schmerzintensität
- unerfüllter Kinderwunsch
- Funktionseinbußen befallener Organe
- hormonelle Behandlung der Endometriose

BEHANDLUNG MIT HORMONEN

Obwohl verschiedene immunologische, entzündliche und endokrine Faktoren für die Entwicklung einer Endometriose von Bedeutung sind, beruhen alle bisher etablierten medikamentösen Behandlungen auf der Unterdrückung der Östrogenproduktion des Körpers mit Hormonpräparaten. Dafür werden wahlweise eingesetzt:

Kombinationspräparat aus Östrogen und Gestagen:
- Die »Pille« → bei leichter Endometriose
- Gestagenmonopräparat → bei stärkerer Endometriose
- GnRH → bei therapieresistenter Endometriose

Gestagene

Die Begriffe »Gestagen« und »Progesteron« sorgen nicht selten für Verwirrung, da sie oftmals synonym gebraucht werden. Das Sexualhormon Progesteron ist genau genommen der wichtigste Vertreter der Gestagene (Gelbkörperhormone). Umgangssprachlich sagen manche Patientinnen »Gestagen« für das synthetisch hergestellte und »Progesteron« für das pflanzlich gewonnene, naturidentische Hormon. Ärzte verwenden schon mal beide Wörter für die chemisch-synthetisch hergestellte Variante. Man sollte also immer nachfragen, was genau gemeint ist.

Gestagene werden als Minipille, Dreimonatsspritze oder Spirale (auch IUS für »Intrauterinsystem« genannt) verabreicht. Es gibt eine ganze Reihe synthetischer Gestagene, die als alleiniger Wirkstoff in einem Monopräparat (Minipille) oder mit einem synthetischen Östrogen in einem Kombinationspräparat (die »Pille«) eingesetzt werden. Das einzige unter ihnen, das bisher offiziell zur Behandlung der Endometriose zugelassen ist, ist das Gestagen Dienogest (Visanne®).

Gestagene täuschen dem Körper eine Schwangerschaft vor. Die Östrogenproduktion in den Eierstöcken wird heruntergefahren. Zusätzlich stören sie die Östrogenzusammensetzung und -wirkung am Ort des Geschehens und führen zu einer Art Austrocknung der Gebärmutterschleimhaut. Diesen Effekt möchte man sich auch an den Endometrioseherden zunutze machen. Bei manchen funktioniert dies auch.

Wie wir gesehen haben, führen Gestagene vor allem bei Endometriose am Bauchfell zu einem Rückgang der Herde. Allerdings ist die Voraussetzung für eine Wirkung der Hormone, dass diese in den Herden auch andocken können. Es müssen dafür Hormonrezeptoren vorhanden sein. In Endomtrioseherden sind diese aber, wie bereits erwähnt, weniger zahlreich, bei manchen sogar gar nicht vorhanden. Daher ist die Wirkung des Gestagens leider nicht an allen Endometrioseherden erfolgreich.

Gestagene können sich allerdings günstig im Prozess der Schmerzentstehung auswirken, indem sie beispielsweise Zytokine unterdrücken. So können sie je nach Schmerzursache als eine Art Schmerzmedikament funktionieren.

Die »Pille«

Manchmal werden zur Behandlung der Endometriosesymptome auch kombinierte orale Kontrazeptiva verschrieben. Diese soll man durchgehend einnehmen. Unter anderem hält man somit den Hormonlevel im Körper stabil. Man hat nämlich herausgefunden, dass nicht die absolute Präsenz des Östrogens zu Endometriosebeschwerden führen kann, sondern ein Abfall der Östrogenkonzentration. Daher kann eine durchgehende Pilleneinnahme in manchen Fällen gegen die Endometrioseschmerzen helfen.

GnRH-Analoga

Mit diesen Wirkstoffen wird man in die künstlichen Wechseljahre geschickt. Zum Schutz vor Osteoporose wird eventuell eine geringe Östrogengabe (Add-back) verordnet. Meist dauert die Behandlung sechs Monate. GnRH-Analoga unterdrücken die körpereigene Östrogenproduktion, indem sie über die Hirnanhangdrüse (Hypophyse) die Funktion der Eierstöcke herunterregulieren. Der Einsatz dieser Wirkstoffe gilt als Maximalbehandlung von Endometrioseschmerzen. Auch hierbei möchte man sich den austrocknenden Effekt des Östrogenentzugs zunutze machen. Außerdem können GnRH-Analoga ebenso wie Gestagene schmerzhemmend wirken.

VERSCHNAUFPAUSE

Die Behandlung mit Hormonen ist im Grunde genommen eine Schmerzbehandlung. Auf dem Endometriosekongress wurde gesagt, dass die Erfolgsrate mittels Hormonen in der Schmerzbekämpfung bei etwa 50 Prozent liege. In manchen Fällen bildet sich die Endometriose während der Einnahme ein wenig zurück. Hormonpräparate können einem somit eine gewisse »Verschnaufpause« bescheren. Wie wir bereits gesehen haben, kann die Endometriose nach Absetzen der Hormone allerdings wieder aufblühen. Daher ist eine alleinige Hormontherapie oft unzureichend.

Ein großes Problem der Hormonbehandlung, wie auch in meinem Fall, sind leider die möglichen Nebenwirkungen. Mit dem Beipackzettel der meisten Präparate könnte man den Reichstag verhüllen. Zudem liegen keine Erfahrungen über längere Zeiträume vor. Im Beipackzettel der Visanne® beispielsweise ist zu lesen, dass es bisher keine Studien zur Behandlung mit dieser über mehr als 15 Monate bei Endometriosepatientinnen gibt.

Am Ende muss jede Patientin für sich selbst entscheiden, ob eine Hormonbehandlung für sie infrage kommt. Und dann muss man es einfach ausprobieren, welches Hormonpräparat man verträgt und ob es bei einem anschlägt. Das kann einem vorher leider niemand sagen. Jede Frau reagiert da anders. Daher kann man sich alles in allem nicht an den Fallbeispielen anderer Patientinnen orientieren. Das macht den Weg durch die Therapie und die Entscheidung für eine bestimmte Behandlung so schwierig.

HORMONE BEI VERSCHIEDENEN ENDOMETRIOSEFORMEN

Bei der tief infiltrierenden Endometriose ist der Nutzen einer prä- oder postoperativen GnRH-Gabe laut Leitlinien nicht belegt. Eine Hormontherapie wird meist zur Symptombehandlung eingesetzt, wenn eine Patientin keine OP möchte oder nach der Operation noch Beschwerden bestehen. Diesen versucht man mit Pille, Minipille oder Hormonspirale entgegenzuwirken.

Bei der ovariellen Endometriose ist die alleinige medikamentöse Therapie laut Leitlinien unzureichend und wird nicht empfohlen. GnRH-Analoga vor der OP zu geben kann zu einer minimalen Verkleinerung führen. Ob es für die OP Vorteile bringt, ist umstritten. Postoperativ kompensieren sie eine unvollständige Beseitigung nicht. Es gibt Studien, die zeigen, dass die Rezidivraten niedrig bleiben, egal, ob man danach Hormone gibt oder nicht.

Die peritoneale Endometriose unterscheidet sich im Ansprechen von Hormonen von der ovariellen und der tief infiltrierenden. Die Unterdrückung der Eierstöcke kann hier effektiver zu einer Rückbildung der Herde führen. Ein Rückgang der Beschwerden wird in manchen Fällen unter Gestagen, Pille oder GnRH beobachtet.

ENDOMETRIOSE-OP

Eine Operation ist die einzige Methode, einen Endometrioseherd zu beseitigen. In vielen Fällen zumindest mal für eine gewisse Zeit. Die Rezidivrate nach einer OP wird mit etwa 30 bis 60 Prozent innerhalb der ersten fünf Jahre angegeben. Der Eingriff kann zur Verbesserung von Schmerzsymptomatik und Fruchtbarkeit führen. Beides kann jedoch nie garantiert werden.

Bei manchen Endometriosepatientinnen herrscht nach einer Operation Ruhe im Karton. Andere wiederum liegen alle paar Monate auf dem OP-Tisch und haben beim 20. Eingriff aufgehört zu zählen. Manche haben sogar den Eindruck, dass ihre OP die Endometriose erst so richtig »angefeuert« hätte. Niemand weiß, warum es sich bei verschiedenen Patientinnen so unterschiedlich entwickelt. Daher ist eine Entscheidung für eine Operation nicht so schnell gefällt wie die, sich einen faulen Zahn ziehen zu lassen.

Von einer Endometrioseoperation hängen Lebensqualität und Zukunftsplanung ab. Die Entscheidungsfindung wiegt wie eine schwere Last, die einem niemand abnehmen kann. Es klingt zynisch, aber fast bin ich froh, dass ich mich bisher Not-OPs unterziehen musste, bei denen ich keine andere Wahl hatte. Die Verantwortung für das eigene Leben wird einem da auf unschöne Art bewusst. Das können oft nur Betroffene verstehen.

NACH DER OP IST VOR DER OP

Eine Endometriose-OP kann eine knifflige Angelegenheit sein. Nicht zuletzt, weil Endometriosezellen dabei verschleppt werden und so neue Herde entstehen können. Auf diese Weise kommt Endometriose auch schon mal in Operationsnarben nach Gebärmutterentfernung, Kaiserschnitt oder Dammriss vor. Oft sind Operateure aus verschiedenen Fachrichtungen anwesend, zum Beispiel aus Gynäkologie und Urologie.

Die OP-Möglichkeiten sind in den letzten Jahren durch den technischen Fortschritt erweitert worden. Es sind radikale und trotzdem minimalinvasive Eingriffe möglich. Beispielsweise können sogar Darmteil-Resektionen per Bauchspiegelung durchgeführt werden.

Im deutschsprachigen Raum gibt es immer mehr zertifizierte Endometriosezentren. Sie zeichnen sich unter anderem durch die Erfahrung der Ärzte mit Endometrioseoperationen aus. Und von der OP ist oftmals der weitere Krankheitsverlauf abhängig. Wenn man also die Möglichkeit hat, sollte man sich an ein Endometriosezentrum seines Vertrauens wenden (siehe »Endometriosezentren«, Seite 201 f.).

Je nach Lokalisation und Ausdehnung können Endometrioseherde mittels Bauchspiegelung (Laparoskopie) oder Bauchschnitt (Laparotomie) beseitigt werden. Wenn Organe befallen beziehungsweise infiltriert sind, müssen eventuell auch Organteile entfernt werden. Und wer sich jetzt fragt: Warum entfernt man nicht einfach bei allen Endometriosepatientinnen Gebärmutter und Eierstöcke? – Wie wir gesehen haben, ist die Gebärmutter nicht unbedingt die »Quelle« der Endometriose und die Eierstöcke nicht in allen Fällen der alleinige »Motor«.

Eine Total-OP ist keine garantierte Lösung und dafür ein zu radikaler Schritt. In vielen Fällen führt das Ausschalten der Östrogenproduktion durch Entfernen der Eierstöcke zwar zum Stillstand einer Endometriose, aber nun mal nicht in allen.

Es gibt Frauen, die trotz einer Total-OP immer wieder eine Endometriose entwickeln. Zudem trifft die Endometriose Frauen meist in einem Alter, in dem das Thema »Kinderwunsch« eine Rolle spielt. Und mit Mitte 20 von jetzt auf gleich in die Wechseljahre mit all ihren Begleiterscheinungen geschickt zu werden ist auch nicht ganz einfach. Daher muss dieser Schritt wohlüberlegt sein.

OPERATION BEI ADENOMYOSE

Bei einer Adenomyose wird bei abgeschlossener Familienplanung eine Entfernung der Gebärmutter (Hysterektomie) empfohlen. Möchte man dies aus Gründen des Kinderwunschs oder Organerhalts nicht, wird die hormonelle Unterdrückung der Menstruation zum Beispiel durch Gestagenpräparate empfohlen, um die Schmerzsymptomatik positiv zu beeinflussen.

Eine OP ist möglich und kann erfolgreich sein, wenn es einen klar abgegrenzten Herd in der Gebärmutter gibt. Die vorherige Gabe von GnRH kann sinnvoll sein, obwohl es auch die Meinung gibt, dass generell eine vorherige Verkleinerung von Endometrioseherden durch Hormone bei einer OP auch den Nachteil haben könnte, dass man dann Herde eher übersehe und die Sanierung dadurch unvollständig verlaufen könne. In manchen Endometriosezentren lehnt man daher die präoperative Gabe von GnRH-Analoga tatsächlich ab, da die Präparation der Adenomyoseherde dadurch deutlich erschwert würde.

Sind die Herde diffus überall verstreut, ist eine operative Entfernung der Herde so gut wie unmöglich. Dann versucht man, mit Minipille, Pille und Hormonspirale (siehe »Behandlung mit Hormonen«, Seite 58 ff.) gegen Schmerzen und Blutungsstörungen vorzugehen. Wie so oft gilt auch in dem Fall: Das kann funktionieren, muss aber nicht.

SCHMERZMITTEL BEI ENDOMETRIOSE

Nach der Erfahrung mit Schmerzmitteln, die bei mir kläglich versagt und dazu noch Magen und Nieren angegriffen hatten, habe ich persönlich weitere Versuche mit ihnen abgelehnt.

Die deutsche Endometriose-Vereinigung schreibt zu dem Thema, dass sich Schmerztabletten auch nur zum Überbrücken einer Notsituation eigneten. Ibuprofen, Naproxen und Co. schädigten langfristig Organe wie Leber und Nieren. Bei chronischen Schmerzzuständen liege die erreichbare Schmerzminderung dabei gerade mal bei 10 bis 15 Prozent und somit unterhalb eines Bereichs, bei dem man von einer Wirkung sprechen könne.

AUF GUTE NACHBARSCHAFT!

Mit Schmerzmitteln allein ist es bei Endometriose natürlich nicht getan. Das ist in etwa so, als hätte man Streit mit dem Nachbarn und würde sich jedes Mal ein Handtuch über den Kopf werfen, wenn dieser am Garten vorbeikommt. Der Nachbar ist aber trotzdem noch da. Früher oder später muss man sich ihm dann doch stellen. So sollten Schmerzmedikamente bei Endometriose im günstigsten Fall in ein Therapiekonzept aus mehreren Komponenten – OP, Hormontherapie, alternative Therapien, Entspannung, Psychotherapie – eingebettet sein und nicht zur Dauermedikation werden.

Bei der Endometriose kann es aus verschiedenen Gründen zu Schmerzen kommen. Wie bei den Hormonpräparaten muss man es schlichtweg ausprobieren, welches Mittel bei einem anschlägt.

Man kann es vielleicht so sagen:

In manchen akuten Fällen helfen manche Schmerzmedikamente manchen Endometriosepatientinnen. Dabei sollte die regelmäßige Einnahme von Schmerzmitteln stets in Absprache mit einem Arzt erfolgen!

Die Herausforderung: Für eine gute Wirksamkeit sollte man die Schmerzmittel einnehmen, **bevor** der Schmerz beginnt. Ansonsten muss man immer stärkere Mittel und immer höhere Dosen anwenden. Bei Endometriose wird daher oft empfohlen, mit der Einnahme einen Tag vor der Periode zu beginnen. Dies funktioniert natürlich nur bei der zyklusabhängigen Form. In anderen Fällen hält sich die Endometriose nicht gern an Verabredungen. Von daher ist es in der Praxis manchmal etwas schwierig, diesen Rat zu beherzigen.

Überblick Wirkungsweise

Bei leichten bis mäßigen Schmerzen können Mittel genommen werden, die den Schmerz dadurch bekämpfen, dass sie die Bildung von Prostaglandinen hemmen:

- **Acetylsalizylsäure (Aspirin®)**
  wirkt zusätzlich entzündungshemmend und fiebersenkend

- **Paracetamol**
  wirkt stärker fiebersenkend als Acetylsalizylsäure

- **Metamizol (Novalgin®, Novaminsulfon®)**
  wirkt zusätzlich fiebersenkend und krampflösend

- **Ibuprofen**
  wirkt zusätzlich krampflösend, etwas stärker als oben genannte Wirkstoffe

- **Diclophenac (Voltaren®)**
  wirkt zusätzlich abschwellend und entzündungshemmend

- **Refecoxid (Vioxx®) und Celecoxib (Celebrex®)**
  wirkt zusätzlich entzündungshemmend, lange Wirkdauer (12 Stunden)

- **Naproxen**
  wirkt stark schmerzlindernd, mäßig entzündungshemmend,
  lange Wirkdauer (8 bis 12 Stunden)

- **Butylscopolaminbromid (Buscopan®)**
  ist kein eigentliches Schmerzmittel. Es wirkt krampflösend
  bei Problemen an Magen, Darm, Gallenwegen, ableitenden
  Harnwegen und Gebärmutterkrämpfen.

Wenn es hart auf hart kommt und nichts anderes mehr hilft, wird *bei
sehr starken Endometrioseschmerzen* in einer Akutsituation ein Mittel aus
der Gruppe der Opioide verordnet, wie etwa **Tramadol®** oder **Codein®**.
Da bei längerer Anwendung die Gefahr einer Abhängigkeit besteht,
geschieht dies nur in Ausnahmefällen zur Überbrückung.

Schwindel, Kopfschmerzen oder schon mal der Verlust der Sehschärfe
stellen sich nicht nur nach einem Junggesellenabschied ein. Auch nach so
manch einem Schmerzmedikament sollte man das Auto besser geparkt
lassen. Die Alltagstauglichkeit einiger dieser Medikamente ist eher eingeschränkt, und sie sind allein daher schon nicht zur Daueranwendung
geeignet. Im günstigsten Fall sind sie in ein ganzheitliches Therapiekonzept eingebettet, das eventuell Operation, Hormontherapie, Schmerztherapie und/oder Anwendungen aus dem alternativmedizinischen Bereich berücksichtigt.

VEREINT GEGEN DEN SCHMERZ

DIE MULTIMODALE SCHMERZTHERAPIE

Der einzige Kurantrag, den ich wegen der Endometriose stellte, wurde mit der Begründung abgelehnt, man hätte noch nicht alle Möglichkeiten vor Ort ausgeschöpft, wie zum Beispiel Physiotherapie oder Balneotherapie. Aha. Balneotherapie. Wieder ein Wort, das ich zum ersten Mal hörte. Und Physiotherapie. Interessant. Ich dachte immer, die bekäme man nur, wenn man so was wie Bandscheibenvorfall oder Bänderriss hat. Es war ja nicht so, als hätte ich mich mit den Ärzten zuvor nur übers Wetter unterhalten. Warum hatte man mich nie über die »Möglichkeiten vor Ort« aufgeklärt?

Die Gynäkologen in Endometriosezentren arbeiten eng mit Kollegen aus der Anästhesiologie zusammen. Diese sorgen nicht nur für den nötigen Knock-out bei Operationen, sondern sind darüber hinaus für die Schmerztherapie verantwortlich, die manche Kliniken stationär, teilstationär (Tageskliniken) oder ambulant anbieten.

Bei chronischen Schmerzen ist oftmals eine multimodale Schmerztherapie sinnvoll, die sich über einige Wochen hinzieht. In dieser Zeit wird man von Ärzten und einem interdisziplinären Team (meist aus den Bereichen Physiotherapie, Ergotherapie und Psychotherapie) betreut.

So werden zusätzlich zur medikamentösen Behandlung gegebenenfalls Massagen, Lymphdrainagen, Fußreflexzonen-Behandlungen oder Entspannungstechniken wie beispielsweise die progressive Muskelrelaxation durchgeführt.

Im Rahmen einer Schmerztherapie können bei Bedarf Antidepressiva oder Antiepileptika als Co-Analgetika, was so viel heißt wie »gemeinsam mit einem Schmerzmedikament«, verordnet werden, etwa bei neuropathischen Schmerzen durch Endometriosebefall von Nervenstrukturen. Allerdings werden Co-Analgetika für die schmerzlindernde Wirkung meist niedriger dosiert als für ihren ursprünglichen Gebrauch. Dosierung und Kombination der Medikamente müssen individuell abgestimmt und der Verlauf der Behandlung mit eventuellen Nebenwirkungen genau beobachtet werden.

Zur Schmerztherapie zählt auch die Neuraltherapie. Dabei werden Lokalanästhetika (örtliche Betäubungsmittel) an bestimmte Triggerpunkte gespritzt, um die Schmerzweiterleitung zu blockieren und entspannende, entzündungshemmende sowie durchblutungsfördernde Prozesse in Gang zu bringen.

Unter Strom

Eine Möglichkeit aus dem Bereich der Physiotherapie, die man nach Absprache mit dem Arzt auch zu Hause anwenden kann, ist die sogenannte Transkutane Elektrische Nervenstimulation (TENS). Dabei werden mit einem TENS-Gerät elektrische Impulse mittels Hautelektroden an den Körper geleitet. (Ich sehe hier einen gewissen Fortschritt, bedenkt man, dass man im Alten Ägypten zu diesem Zwecke kleine Fische auf den Körper legte, die elektrische Stromstöße abgaben.)

TENS beruht auf dem Prinzip, dass Schmerzreize auf dem Weg zum Gehirn auf eine zweite Nervenzelle umgeschaltet werden und Reize aus

dem peripheren Nervensystem – im Gegensatz zum »zentralen Nervensystem« sind dies Nerven außerhalb von Gehirn oder Rückenmark – diese Umschaltung blockieren. Mit einem TENS-Gerät löst man nun Reize
im peripheren Nervensystem aus und kann so für eine Schmerzlinderung
sorgen. Es gibt Endometriosepatientinnen, die mit diesem Verfahren
akute Endometrioseschmerzen gut in den Griff kriegen.

Schlammschlacht zum Wohlfühlen

Auch Anwendungen aus der Balneotherapie kann man zum Teil zu Hause durchführen. Das sind Wärmebehandlungen mit Heilbädern (Fango,
Solelösung, Kohlensäurebäder, Torfbreibäder) oder vaginale Moorappli-
kationen. Die Anwendung von Torf (als Bad oder vaginal) soll besonders
effektiv sein. Sie wirkt durchblutungsfördernd und krampflösend, fördert
die Peristaltik der Eileiter (Perestaltik = Bewegung eines Hohlorgans zu
Transportzwecken) und soll dadurch laut Europäischer Endometriose
Liga sogar leichte Verklebungen an den Eileitern lösen können. Bitte
jetzt nicht in den nächsten Wald laufen und den Tampon in einen Tüm-
pel dippen! Für die Anwendung zu Hause gibt es extra medizinische
Heilschlämme und Moortampons, vor deren Anwendung man noch mal
Rücksprache mit dem Arzt halten sollte.

Die Angebote von Schmerzkliniken sind unterschiedlich. Da informiert
man sich am besten gleich in der jeweiligen Einrichtung. Jedenfalls sind
mit Hormonen und Schmerztabletten noch lange nicht alle Möglichkeiten vor Ort ausgeschöpft. Manchen Ärzten muss man diese Möglichkeiten leider aus dem Stethoskop ziehen.

EAT, TRAIN, KUR

AHB UND REHA

Wie ich mittlerweile weiß, wäre ich nach meiner großen OP die perfekte Kandidatin für eine AHB (Anschlussheilbehandlung) gewesen. Man hatte leider nur versäumt, mir vom »Casting« zu erzählen. Dieses findet vom Sozialdienst des Krankenhauses statt, der zunächst die Anspruchsberechtigung prüft. Nach Befragung der Patientin und Prüfung des ärztlichen Befundberichts stellt der Sozialdienst den Antrag beim jeweiligen Kostenträger. Es ist sehr wichtig, eine Kur direkt vom Krankenhaus aus zu beantragen, da die Chancen auf eine Bewilligung dann sehr viel größer sind als ein späterer Reha-Antrag aus dem Alltag heraus.

Mögliche Indikationen, die eine AHB bei Endometriose erforderlich machen, sind laut Europäischer Endometriose Liga:

- multiple peritoneale Aussaat von Endometrioseherden (also viele Endometrioseherde am Bauchfell)
- ausgeprägter Adhaesionssitus mit aufwendiger Adhaesiolyse (also viele Verwachsungen und die notwendige Lösung dieser Verwachsungen)
- Wundheilungsstörungen
- Eingriffe am Darm
- erhöhter intraoperativer Blutverlust
- Zweiteingriffe zur Wundrevision o. ä.

- postoperative Blasenentleerungsstörung
- Lagerungsschäden
- postoperative neurogene Probleme
- erheblicher Erschöpfungszustand nach mehreren Operationen in kurzer Folge
- entzündliche Komplikationen
- und weitere intra- und postoperative Komplikationen

Es gibt auch definierte Indikationen, bei denen es keiner vorherigen Kostenzusage durch den Kostenträger bedarf. Bei gynäkologischen Krankheiten und Zustand nach Operation sind dies laut Europäischer Endometriose Liga:

- Zustand nach erweiterten vaginalen oder abdominalen Operationen
- nach kompliziertem Verlauf wie beispielsweise Peritonitis (Entzündung des Bauchfells), intraabdominale (innerhalb des Bauchraums) Infiltrate, Abzesse und/oder Harninkontinenz

Im Idealfall wird man in einem Endometriosezentrum operiert, das einen im Anschluss an eine endometriosezertifizierte Kurklinik verweist (siehe »Endometriosezentren«, Seite 201 f.). Erfolgt keine Direkteinweisung, macht es Sinn, eine dieser zertifizierten Kurkliniken als Wunsch im Antrag anzugeben. Nicht nur haben die Ärzte im Zertifizierungsprozess gezeigt, dass sie sich mit Endometriose und deren Behandlung auskennen, auch alle anderen Bereiche sind auf Endometriose ausgerichtet, von der Physiotherapie über die Psychotherapie bis hin zur Ernährungsberatung.

Reha-Antrag – komme ich noch rein?

Einen Reha-Antrag aus dem Alltag heraus stellt man als Patientin selbst. Zusammen mit einem Gutachten des behandelnden Arztes beziehungsweise der behandelnden Ärzte sendet man ihn zum Rentenversicherungs-träger. Wird der Antrag bewilligt, schickt der Rentenversicherungsträger die Unterlagen weiter an die Rehaklinik, die alles Weitere regelt. Oder es erfolgt die Ablehnung. In dem Fall sollte man Widerspruch einlegen, am besten mit einer ärztlichen Begründung.

Eines sollte man beim Antrag besonders herausstellen: die Bedro-hung der Erwerbsfähigkeit! Sei es durch bestehende Schmerzen oder »psychische Destabilisierung«.

EINE KUR – NUR WAS FÜR ALTE LEUTE?

Eine Ärztin in einem Endometriosezentrum sagte mir, dass ihrer Er-fahrung nach gerade junge Frauen einer Kur eher skeptisch gegenüber-stünden, da es in deren Augen eher was für »alte Leute« sei. Außerdem wollten die meisten von ihnen so schnell wie möglich zurück zur Arbeit. In dieser Einstellung erkenne ich mein früheres Ich durchaus wieder. Dahinter steckt oftmals der Wunsch, dass es sich mit der OP und an-schließender Hormonbehandlung dann bitte auch erledigt hat.

Ich selbst habe mich jahrelang nicht mit der Krankheit auseinan-dersetzen können. Mir wurde regelrecht übel, wenn ich ein Buch über Endometriose in den Händen hielt. Ich versuchte, an der Krankheit vor-beizuleben und so schnell wie möglich so viel Normalität wie möglich herzustellen. Dass dies nicht lange gut ging, kann man sich denken. Hät-te ich alles noch einmal mit dem Wissen von heute zu machen, ich würde nach so einer OP von damals auf jeden Fall eine AHB beantragen!

Ein Luxus, den man sich leisten sollte

Es ist ja auch nur ein Vorurteil, dass es in einer Kur um »alte Leute« gin-ge. Treffender würde ich formulieren: Es geht »endlich mal um mich!«. Man muss sich das so vorstellen: Da steht ein ganzes Team aus Ärzten,

Psychologen, Sport- und Physiotherapeuten sowie Ernährungsberatern für einen zur Verfügung. Den Luxus haben sonst nur Bundesligaprofis oder Mariah Carey!

Ein wesentlicher Bestandteil einer Rehabilitationsmaßnahme ist die Wissensvermittlung, einmal über die Erkrankung selbst, aber auch über den Umgang mit dieser im Alltag. In endometriosespezifischen Reha-Einrichtungen wird dabei auf wichtige Bereiche eingegangen, die durch die Krankheit beeinflusst werden, wie z.b. die Verbesserung des weiblichen Körpergefühls, Linderung von Funktionsstörungen von Blase und Darm, Strategien im Umgang mit Sexualität, Kinderwunsch, Freundschaften, Verbesserung der Entspannungsfähigkeit, Verbesserung depressiver Verstimmungen, Vermittlung sozialrechtlicher Kenntnisse, Infos zur Selbsthilfe u.v.m.

Im Grunde bekommt man dort alles vermittelt, was ich mir über viele Jahre hinweg in mühsamer Arbeit selbst zusammensuchen musste. Eine Kur hat außerdem den Vorteil, das man sich weitab vom Alltag, ohne belastende Verpflichtungen, in Ruhe mit seiner Krankheit befassen kann.

Die Botschaft der Kuscheltiere

Ich durfte mir so eine Reha-Klinik im Rahmen des Zertifizierungsprozesses anschauen. Ich fühlte mich mehr wie in einem Hotel als in einer Klinik. Auf der einen Seite gab es zwar die volle ärztliche Versorgung, auf der anderen Seite aber auch ein Schwimmbad, Fitness-Center, Pilates- und Yoga-Kurse. Daneben wurden Kreativkurse zur Freizeitgestaltung angeboten.

Auf dem Workshop-Plan stand unter anderem »Teddybären nähen«. Ich runzelte die Stirn und dachte ehrlich gesagt: »Nun ja, wir sind erwachsen und haben die Hölle hinter uns! Weiß nicht, ob man das wegklöppeln oder schönnähen kann.«

Ich ging in den Seminarraum und traf auf eine Patientin. Erst schaute sie mich etwas peinlich berührt an. Dann hielt sie mir ihr Werk entgegen und sagte: »Tja, wann kommt man sonst mal dazu, so was zu machen?«

In dem Moment begriff ich: Es geht gar nicht um das Endprodukt, um genähte Teddys, gestrickte Wadenwickel oder getöpferte Türstopper. Es geht vielmehr darum, etwas anderes außer Arbeit, Hausarbeit, sich um die Familie kümmern und Haustiere versorgen zu machen. Fern vom Funktionieren und Effizientsein. Einfach mal so, »kindisch«, »spielerisch«, »zeitverschwenderisch«, und sich dann sagen: »Du darfst das!«

Klingt seltsam? Eines kann man mir glauben: Die Sätze »Du darfst das« oder »Das ist schon in Ordnung« lösen bei uns Endometriosepatientinnen etwas aus. Mehr als bei anderen. Davon bin ich mittlerweile überzeugt.

AN EINE ENDOSCHWESTER

Nein, du bist nicht allein!
Ja, es werden bessere Zeiten kommen!
Nein, du hast nichts falsch gemacht und hast es jetzt »verdient«!
Ja, du bist schön! Die Narben können deine Schönheit nicht verstecken!
Nein, du bist kein Versager! Es ist eine Krankheit, du kannst nichts dafür!
Ja, du darfst das Leben genießen!
Nein, du bist nicht rücksichtslos, faul oder egoistisch. du hast nur begonnen, dich um dich selbst zu kümmern!
Ja, es ist o.k., »Nein« zu sagen!
Nein, du musst nichts beweisen!
Ja, es ist normal, Angst zu haben!
Nein, es liegt nicht daran, dass du dich nicht genug anstrengen würdest!
Ja, Wut ist genauso wichtig wie Freude und ein natürlicher Teil deiner emotionalen Ausrüstung. Du darfst sie ausdrücken!
Nein, die anderen haben nicht durchgemacht, was du durchgemacht hast, wissen nicht, was du weißt! Also nein, sie wissen nicht besser, was gut für dich ist!
Ja, vertraue deiner inneren Stimme!
Ja, du bist es wert!

KINDERWUNSCHLOS GLÜCKLICH?

FAMILIENPLANUNG MAL ANDERS

»Na, wann ist es denn bei euch so weit?« Da steht man auf einem Polter-
abend vorm Vater eines ehemaligen Schulkameraden, der einem soeben
eröffnete, dass der Sohnemann bald selbst Vater wird. Schön! Und natürlich kommt sie, diese Frage. Nun ist es nicht unbedingt so, dass man
jedem direkt erzählt: »Man hat mir erst vor Kurzem fast einen halben
Meter Darm entfernt. Wahrscheinlich ginge es auch nur mit künstlicher Befruchtung. Man müsste erst schauen, was die zerfunselten Eierstöcke noch hergeben …« Da stelle ich mir geeignetere Themen vor – so
am kalten Büfett. Also antwortete ich: »Wenn es passieren soll, dann
passiert es«, und wollte es gut sein lassen. Zu hören bekam ich: »Aber zu
lange solltet ihr nicht warten. Du weißt ja: Die Uhr tickt …«, und ein
längerer Vortrag schloss sich an, wie schnell die fruchtbare Zeit doch
vorüber sei. Das sind so Momente, in denen man sich wünscht, Agenten
des MI6 würden sich von der Decke seilen und einen rausholen.

Nach meiner großen OP hatte man mir gesagt, dass die Sache mit dem
Schwangerwerden nicht mehr so einfach werden würde. Auf natürlichem Wege ginge es schon mal gar nicht, wenn überhaupt, dann nur
mit künstlicher Befruchtung. Wie bereits erwähnt, schloss ich mit dem

Thema direkt ab. Und obwohl ich nie nachfragte, bekam ich im Lauf der Jahre so einiges zu hören. Hier einige sinngemäße Beispiele – alle von unterschiedlichen Ärzten:

»Werden Sie so schnell wie möglich schwanger, bevor die Endometriose wiederkommt!«

»Eine Schwangerschaft kann die Endometriose heilen!«

»Eine Schwangerschaft ist keine Garantie, dass Sie die Endometriose dann los sind.«

»Die Vorbereitung zu einer künstlichen Befruchtung mit Hormonen kann eine Endometriose wieder verschlimmern. Das hat Ihnen bestimmt noch kein Arzt gesagt, oder?«

»Es ist auch besser, wenn Sie nicht schwanger werden. Es wäre sowieso eine Risikoschwangerschaft.«

»Die Schmerzen, die Sie dabei hätten, wären nicht auszuhalten.«

»Es gibt heutzutage gute Möglichkeiten, die Schmerzen mit Medikamenten in den Griff zu bekommen.«

»Das wäre gefährlich für Sie.«

«Nicht, dass Sie es später einmal bereuen werden, keine Kinder bekommen zu haben!«

Ja, da wird es einem schwindelig.

No-Baby-Blues

Mein Kinderwunsch war nie besonders ausgeprägt. Ich hatte mich schnell mit einem kinderlosen Leben arrangiert. Doch dann kam sie, die No-Baby-Blues-Phase. Mit Mitte 30. Kurz, aber heftig. Im Wartezimmer der Gynäkologen kämpfte ich zunehmend mit den Tränen, wenn Frauen ihren Babybauch durch die Tür schoben, selig lächelnd, mit rosigen Wangen und bereits in diesem Stadium nach Babylotion duftend, warum auch immer. Und ich saß daneben, blass, von den Hormonen aufgeschwemmt, in mich zusammengekauert, und dachte: »Na toll! Und in meinem Bauch wächst so was Schreckliches!«

Plötzlich waren alle Bekannten um mich herum furchtbar fruchtbar und chronisch schwanger. Am liebsten hätte ich in dieser Zeit Aufkleber für den Briefkasten besorgt und neben das »Bitte keine Werbung« ein »Bitte keine Babypost«-Schild angebracht.

Eines Tages bekamen wir wieder so ein Babybild zugeschickt. Mein Mann zeigte es mir. Ich registrierte es, setzte mich unbeeindruckt an den Schreibtisch – und fing bitterlich zu weinen an. Von dieser Reaktion war ich selbst völlig überrascht. Ich »beobachtete« mich beim Weinen und fragte mich gleichzeitig, was mit mir los sei.

Das biologische Programm

Kurze Zeit später redete ich darüber mit einer Ärztin der Frauenklinik. Sie sagte: »Das ist Ihr biologisches Programm. Das ist in uns Frauen nun mal drin. Aber ich sehe hier tagtäglich Frauen, die würden ALLES dafür tun, schwanger zu werden. Glauben Sie mir: SIE haben keinen Kinderwunsch.«

Seltsamerweise habe ich die Bestätigung in dieser Phase gebraucht, die langsam wieder abebbte und in den Tiefen meines Hormonchaos versickerte. Wie wäre es wohl mit heftigem Kinderwunsch gewesen? So, wie ich mir immer ein Leben in Schottland vorgestellt hatte, hatten sich Frauen mit Kinderwunsch bereits ihr Leben als Mutter ausgemalt. Das Traurigste, was ich von einer Betroffenen, bei der es mit einer Schwangerschaft nicht geklappt hat, mal gehört habe, war:

»Selbst wenn ich Kinder haben könnte – ich könnte mich gar nicht um sie kümmern! Die Schmerzen sind oft so stark, dass ich nicht aus dem Bett komme, geschweige denn ein Baby auf dem Arm halten könnte. Und welche Mutter hält ihr Kind nicht auf dem Arm?«

Ich glaube, ich muss hier nicht weiter ausführen, dass die Kinderlosigkeit für viele der Betroffenen traumatisierend ist und welch tiefe, chronische Trauer es auslösen kann. Mit Endometriose fühlt man sich in dieser Leistungsgesellschaft sowieso schon unzulänglich. Wenn man dann als Frau noch nicht mal seinem biologischen Programm folgen kann, verstärkt sich das Gefühl der Unzulänglichkeit noch mehr. Die Partner, die ja eventuell auch damit konfrontiert werden, ihren eigenen Kinderwunsch aufgeben zu müssen, stehen ohnmächtig daneben. Am Ende gehen nicht wenige Beziehungen daran kaputt.

»Renovieren«, bevor das Baby kommt

Nicht alle Frauen mit Endometriose sind unfruchtbar. Die Unfruchtbarkeitsrate bei Betroffenen ist mit 30 bis 50 Prozent jedoch sehr hoch. Nun ist es mit Endometriose generell schwierig, die Grenze zu ziehen zwischen »Die Hoffnung nicht aufgeben« und »Wissen, wann man von seinen Träumen loslassen soll«. Aber beim Thema unerfüllter Kinderwunsch sollte man die Hoffnung vielleicht wirklich nicht aufgeben, bevor man nicht ein Kinderwunschzentrum besucht hat.

Laut Leitlinien zeigen Erfahrungswerte aus spezialisierten Zentren, dass innerhalb eines Jahres nach Therapie bei fast 80 Prozent der Frauen, die bis dahin wegen Endometriose nicht schwanger werden konnten, eine Schwangerschaft eintritt. Ein Ergebnis, was sich durchaus sehen lassen kann! Den Leitlinien zufolge wird die operative Entfernung der Herde zur Verbesserung der Fruchtbarkeit empfohlen. Selbst das Entfernen von Endometrioseherden am Darm erhöhe die Schwangerschaftsrate. Bei einer wiederaufgetretenen Endometriose hätte es sich jedoch gezeigt, dass die Kinderwunschbehandlung in den meisten Fällen einer erneuten Operation bezüglich der Schwangerschaftsrate überlegen sei. Hier spielen aber auch Faktoren eine Rolle wie: der Zustand der Eileiter, die Dauer der Unfruchtbarkeit, das Alter der Patientin und das Ausmaß der Endometriose. Eine alleinige medikamentöse Behandlung (GnRH, Gestagene) hingegen verbessere die Fruchtbarkeit nicht und solle aus reproduktionsmedizinischer Sicht auch eher nicht durchgeführt werden.

URSACHEN DER UNFRUCHTBARKEIT BEI ENDOMETRIOSE

Wenn eine Unfruchtbarkeit aufgrund der Endometriose vorliegt, kann dies gleich mehrere Ursachen haben.

So läuft etwa der Transport der Samenzellen des Mannes durch die Bewegungen der Gebärmutter bei Betroffenen schon mal unkoordiniert. Die Spermien landen dann am »falschen« Eileiter, an dem eben gerade nicht das sprungbereite Bläschen aus dem Eierstock aufgenommen wird.

Eine Endometriose kann auch zu einer Verengung der Eileiter führen. Zudem können die Entzündungsstoffe die Funktion der Eileiter beeinträchtigen, sodass diese weder den Samen zum richtigen Ausgang noch die Eizelle in die Gebärmutter transportieren können.

Außerdem können Verwachsungen im Bereich der Eierstöcke oder Eileiter die erfolgreiche Aufnahme des gesprungenen Eis durch den Eileiter behindern. Vielleicht ist der Eierstock aber auch durch Zysten vernarbt.

Bei Endometriosepatientinnen hat es sich zudem gezeigt, dass die sogenannten Granulosazellen, Ernährungszellen der Eizelle, frühzeitig eingehen und die Eireifung so gehindert werden kann.

Des Weiteren findet man in der Bauchhöhle von Endometriosepatientinnen neben Entzündungsstoffen auch eine erhöhte Menge an Fresszellen (Makrophagen). Diese fressen unter anderem auch die Samenzellen des Mannes. Da kennen die nix!

SCHWANGERSCHAFT MIT NACHHILFE

Je nachdem, welche Ursachen vorliegen, kann eine Endometrioseoperation schon ausreichen, um die Fruchtbarkeit wiederherzustellen. Wird man auf natürlichem Wege schwanger, nennt man das dann »spontane« Schwangerschaft.

Tritt eine spontane Schwangerschaft nach Sanierung nicht ein, kann es dafür zwei mögliche Gründe geben:

1. Die Endometriose bedingt eine Ursache der Unfruchtbarkeit, die operativ nicht in den Griff zu kriegen ist, wie beispielsweise immunologische Reaktionen, die ein Einnisten der Eizelle verhindern.

2. Die Ärzte haben gepennt. So wird es schon mal versäumt, während einer OP die Durchgängigkeit der Eileiter zu prüfen, selbst wenn es manchmal vorher abgesprochen war. Ist alles schon vorgekommen.

So oder so führt der Weg dann oft zur Kinderwunschbehandlung.

i-Pünktchen Wunschkind: IUI, ICSI, IVF

Es gibt drei Möglichkeiten der Kinderwunschbehandlung.

* Bei der **Intrauterinen Insemination (IUI)** werden die Spermien zur Zeit des Eisprungs mit einem Katheter in die Gebärmutter eingeführt. Der Eisprung wird dabei entweder durch Hormonbestimmung und Ultraschall ermittelt oder medikamentös herbeigeführt. Die IUI führt wohl bei minimaler und milder Endometriose zur Verbesserung der Schwangerschaftsrate.

* **Intrazytoplasmatische Spermieninjektion (ICSI)** und **In-vitro-Fertilisation (IVF)** sind Befruchtungsvorgänge außerhalb des Körpers – Methoden der sogenannten künstlichen Befruchtung. Durch hormonelle Stimulation werden mehrere Eizellen in den Eierstöcken zur Reifung gebracht und dann entnommen. Bei der ICSI wird das Spermium direkt in die Eizelle hineingespritzt. Bei der IVF werden Ei- und Samenzelle in einer Glasschale zusam-

mengebracht und nähern sich von sich aus einander an – die etwas romantischere Variante, wenn man es so will. In beiden Fällen wird das befruchtete Ei – maximal bis zu drei Eizellen, um die Chancen zu erhöhen – anschließend wieder mit einem dünnen Katheter in die Gebärmutterhöhle eingebracht, und man hofft, dass sich mindestens eines der Eier einnistet.

BESUCH DES ZENTRUMS FÜR KINDERWUNSCHBEHANDLUNG KÖLN

Ich fahre ins schöne Köln und unterhalte mich mit Frau Dr. Eva Schwahn, Leiterin des Zentrums für Kinderwunschbehandlung Köln, das auch ein zertifiziertes Endometriosezentrum ist. Aus ihrer Erfahrung heraus bestätigt sie, dass eine gründliche Endometriosesanierung bei Kinderwunsch förderlich sei. Danach sollte man allerdings möglichst bald schwanger werden. Und wie für Schwangerschaften generell, aber vor allem für Endometriosebetroffene gelte: Je jünger, desto besser!

Hier liegt leider eine gewisse Konfliktsituation zum modernen Lifestyle vor – zum einen, was Frau und Arbeitswelt, zum anderen, was Partnerschaften angeht. Wer bitte schön hat den »richtigen« Partner schon mit Anfang 20 gefunden? Es wird gemunkelt, dies sei schon vorgekommen. Aber nichtwissenschaftliche Beobachtungen aus meinem näheren Bekanntenkreis lassen da anderes vermuten. Und jetzt komme ich ja schon vom Dorf. Aber selbst da hat sich der »Heiratsmarkt« verändert. Was biologisch und medizinisch sinnvoll ist, ist im wahren Leben leider nicht immer zu realisieren.

IVF bei Endometriose

Zu den verschiedenen Kinderwunschbehandlungen erklärt mir Frau Dr. Schwahn, dass die IUI per se schon schlechtere Erfolgschancen als die IVF hätte. Bei der Endometriose sei zu bedenken, dass oftmals die Funktion der Eileiter durch die Entzündungsstoffe im kleinen Becken eingeschränkt sei. Eine generalisierte Endometriose des Bauchfells, die ständig Zytokine produziere, beeinträchtige die Eileiter dabei sicherlich mehr als eine inaktive Endometriose am Zwerchfell. Für die Fruchtbarkeit ausschlaggebend sei neben der Ausprägung also vor allem die Aktivität der Endometrioseherde.

RISIKO VON FEHLGEBURTEN BEI ENDOMETRIOSE

In einer schottischen Studie hat man herausgefunden, dass das Risiko von Fehlgeburten bei Endometriose höher sei. Ich frage Frau Dr. Schwahn dazu, und sie erklärt mir, eine mögliche Ursachen dafür wäre die Adenomyose oder die Situation nach mehrfachen OPs an den Eierstöcken, sodass nur noch eine schlechte Reserve an Eizellen vorliege. Dadurch käme es zu einer Gelbkörperschwäche, und somit steige das Risiko einer Fehlgeburt. Dabei würde es sich aber eher um die Phase der Frühschwangerschaft handeln. Im Verlauf einer Schwangerschaft mache die Endometriose als solche üblicherweise keine Probleme mehr. Ganz im Gegenteil wäre sie in der Zeit ja sogar ruhiggestellt. Hier kämen Schmerzen eher von Verwachsungen, die sich dehnten. Frau Dr. Schwahn habe es aber noch nie erlebt, dass eine Endometriosepatientin die ganze Schwangerschaft über Schmerzmittel brauche.

ICSI bei Endometriose

Eine ICSI werde eher bei männlicher Indikation durchgeführt, das heißt also, wenn das Problem an der Spermienqualität liegt. Die Methode, die im Grunde am häufigsten bei Endometriosepatientinnen durchgeführt würde, sei somit die IVF. Meist gebe man zur Vorbereitung GnRH-Analoga, um den Zyklus herunterzufahren und die Endometriose ruhigzustellen. Unter dem Schutz der Medikamente stimuliere man dann die Eierstöcke, um einen Eisprung herbeizuführen. Dafür nehme man das follikelstimulierende Hormon (FHS). Da eine Endometriose dadurch wieder aktiviert werden könne, solle man die Stimulierung laut Frau Dr. Schwahn aber nicht zu lange durchführen.

ZERREISSPROBE – GEBURT NACH ENDOMETRIOSE-OP

Ein Arzt des Kepler Universitätsklinikums Linz stand beim Endometriosekongress in Köln am Rednerpult und referierte über Probleme, die bei der Geburt nach einer Endometriose-OP auftreten könnten. Denn es würde lange dauern, bis eine Narbe weich sei und sich bei einer Geburt dehnen könne. Und wenn sie sich nicht dehnte – richtig, dann reiße sie. Dabei käme es natürlich darauf an, wo die Operationsstelle sitzt.

OPs an den Harnleitern würden da weniger Probleme bereiten als beispielsweise Eingriffe am Rektum oder in der Scheide. Gerade bei Blase und Darm käme es darauf an, an welcher Stelle operiert wurde. Die Risiken bei Schwangerschaft und Geburt seien noch nicht in den Leitlinien erfasst. Es läge noch keine Studie vor, bisher gebe es nur Fallberichte. Allgemein würde er sagen: Zur Sicherheit solle man sich bei der Geburt nach einer Endometriose-OP lieber für einen Kaiserschnitt entscheiden!

ENDOMETRIOSE UND KREBS

LEBEN UND LEBENSTRÄUME

Kurz bevor ich meinen Abschluss an der Uni machte, bereitete ich meine Auswanderung nach Schottland vor. Unter anderem machte ich einen Reiseleiterschein. Es war schon immer mein Traum gewesen, anderen Menschen dieses wundervolle Land zu zeigen und irgendwann selbst ein Bed & Breakfast zu eröffnen, vielleicht sogar mit ein paar Schafen im Vorgarten.

Davon träumte ich auch noch ein halbes Jahr nach meiner OP, als ich mal wieder geschwächt und mit wackeligen Beinen an der Kasse des Modegeschäfts arbeitete – von der Auswanderung so weit entfernt wie Holland vom Fußballweltmeistertitel. Alles in allem fühlte ich mich nach wie vor wie ein frisch geborenes Fohlen, das man bereits auf die Rennstrecke schickte.

Es kamen zwei Frauen zu mir an die Kasse. Die jüngere von ihnen begrüßte mich, als würden wir uns kennen. In meinem vom Gestagen beeinträchtigten Hirn knarzte und knatterte es. War es nicht die Kursteilnehmerin, die Weintouren in Italien anbieten wollte? Ich erzählte von meinem Krankenhausaufenthalt und von meiner OP. Die Frauen schauten erst sich und dann mich entgeistert an. Schließlich sagte die jüngere: »Ich weiß. Ich lag neben dir.« Oh Gott, es war Elke! Wieso hatte ich sie nicht erkannt? Es tat mir unwahrscheinlich leid. Da bemerkte ich, dass sie eine Perücke trug. So standen wir uns gegenüber: Ich kämpfte gerade um meine Lebensqualität, Elke um ihr Leben.

Ihre Mutter sprach für sie weiter: »Sie hat die ersten Chemos jetzt überstanden.« Elke und ich waren sichtlich überfordert von dieser Begegnung in der »anderen« Welt, außerhalb des Krankenhauses. Wir wünschten uns alles Gute und verabschiedeten uns. Als sie weg waren, liefen mir Tränen übers Gesicht. Wie gerne wäre ich ihr hinterhergelaufen und hätte sie umarmt! Doch ich war wie am Boden festgewachsen, gefangen zwischen den zwei Welten. Ich habe Elke danach nie wiedergesehen. Ich habe keine Ahnung, ob sie den Kampf gegen den Krebs gewonnen hat. Ich wünsche es ihr so sehr!

ENDOMETRIOSE IST KEIN KREBS

Als ich 2004 mit der Diagnose »Endometriose« konfrontiert wurde, stellten sich mir tausend Fragen: Warum diskutierte man meinen Fall im Rahmen eines »Tumor-Boards«? Tumor – ist das nicht Krebs? Und wenn es das nicht ist, kann es denn noch Krebs werden?

Der Begriff »Tumor« bezeichnet zunächst einmal ganz allgemein die örtlich begrenzte Zunahme von Gewebe. Im weitesten Sinne ist eine entzündliche Schwellung bereits ein Tumor. Im engeren Sinne verwendet man die Bezeichnung für das außer Kontrolle geratene Wachstum von körpereigenen Zellen.

Man unterscheidet gutartige (benigne) und bösartige (maligne) Tumore. Gutartige Tumore zeichnen sich wohl dadurch aus, dass sie eher langsam und vor allem nicht in anderes Gewebe hineinwachsen. Sie bilden keine Tochtergeschwulste (Metastasen), und nach der operativen Entfernung eines benignen Tumors gilt der Betroffene in der Regel als geheilt. Beispiele für solche harmlosen Geschwülste sind etwa Darmpolypen oder Lipome (Wucherungen von Fettgewebe).

Gutartig heißt nicht großartig

Tja. Und da sitzt man mit seiner tief infiltrierenden Endometriose, die immer wieder kommt, in die Organe hineinwächst, Metastasen ausbilden kann und wie ein bösartiger Tumor durch mehrere Stadien der Blutgefäßneubildung (Angiogenese) geht. Vom Wachstum her wird die Endometriose in der Medizin durchaus mit bösartigen Tumoren verglichen. Der wesentliche Unterschied liegt aber darin, dass es durch die Endometriose nicht zum Abbau von Nährstoffmolekülen – sprich Zucker, Fett und Eiweiße – kommt (in der Medizin »katabole Prozesse« genannt). Anders als bei einem Krebsgeschwür wird der Körper durch die Endometriose nicht ausgezehrt.

Daher gilt sie im medizinischen Sinne als »gutartige« Erkrankung. Eine Bezeichnung, die leicht in die Irre führt. Denn die Endometriose ist in einigen Fällen dadurch nicht unbedingt »harmlos«, es sei denn, man möchte eine Nierenstauung, einen Darmverschluss oder die ungewollte Kinderlosigkeit als Lapalie abtun.

Eines ist sehr wichtig, an dieser Stelle zu erwähnen, denn ja, nach der Diagnose stellte auch ich mir diese Frage: Kann ich an der Endometriose sterben? Doch hierin unterscheidet sich die Endometriose am signifikantesten von einer bösartigen Erkrankung: An der Endometriose selbst stirbt man nicht. Und schwerwiegende Verläufe führen »extrem selten zu einem tödlichen Ausgang«, zu lesen im Newsletter der Stiftung Endometrioseforschung »Endometriose Aktuell« vom Januar 2011.

ENDOMETRIOSE – EINE VORSTUFE VON KREBS?

Experten warnen bei diesem Thema immer wieder vor Panik. Denn laut der Leitlinien ist generell kein erhöhtes Krebsrisiko für Frauen mit Endometriose fassbar. Doch WENN Endometriosepatientinnen an Krebs erkranken, DANN fällt eine Häufung bestimmter Krebsarten auf. In der

Medizin sagt man, es liegt eine »Assoziation« zwischen Endometriose und diesen Krebsarten vor. In 80 Prozent der Fälle ist dies ein Ovarialkarzinom (Eierstockkrebs). Endometriosepatientinnen sind dabei meist rund zehn Jahre jünger, als Frauen mit Eierstockkrebs im Durchschnitt sonst sind. Die Endometriose beschleunigt somit die Entstehung von Ovarialkarzinomen.

Entsprechend der Häufigkeit der Darmendometriose und der rektovaginalen Endometriose sind von den übrigen 20 Prozent Transformationen außerhalb des Ovars entsprechend an diesen Stellen häufig. Außerdem sind Nierenzellkarzinome, Hirntumore, Hautkrebs, Brustkrebs und sogenannte Non-Hodgkin-Lymphome mit der Endometriose assoziiert.

RISIKOFAKTOREN FÜR DIE MALIGNE TRANSFORMATION

Auch wenn das Krebsrisiko mit Endometriose nicht generell erhöht sei, so führten bestimmte Umstände doch zu einem leichten Anstieg des Risikos: Endometriosezysten ab neun Zentimeter Größe kurz vor, während oder nach der Menopause bei einem zusätzlichen Überangebot an Östrogen. Zudem erhöhe auch eine Endometriosezyste des Ovars im Alter zwischen 10 und 20 Jahren das spätere Risiko für ein Ovarialkarzinom.

Als Betroffene ist wichtig zu wissen:

Bei Endometriose sollte auf keinen Fall eine alleinige Östrogengabe nach den Wechseljahren erfolgen, auch nicht nach einer Gebärmutterentfernung! Wenn Hormone verordnet werden müssen, zum Beispiel wegen Osteoporose, dann sollten dies eher kombinierte Östrogen-Gestagen-Präparate oder Tibolon sein. Haben sich die Endometriosebeschwerden zur Zeit der Wechseljahre endlich beruhigt, flackern aber nach einiger Zeit in der alten Intensität wieder auf, sollte man auf jeden Fall aufmerksam werden und eine histologische Abklärung durchführen lassen.

Auf dem Endometriosekongress in Köln stellte man die Frage: Kann sich aus der tief infiltrierenden Endometriose direkt Krebs bilden? Die Antwort darauf lautete mal wieder: Das kann man noch nicht sagen! Es erscheine zumindest möglich. Man konnte bisher aber noch nicht schlüssig herausfinden, ob sich aus Endometriosezellen direkt maligne Transformationen ergeben oder ob es nicht eher so ist, dass sich Endometriose und Krebstumore einfach im gleichen histologischen Milieu »wohlfühlen«.

PATTSITUATION

Ich persönlich kenne zwei Frauen mit Endometriose, die an Eierstockkrebs erkrankt sind. Da kommt man ins Grübeln. Die Frage, ob ich jetzt in der kritischen Phase der Wechseljahre den Eierstock mit der Endometriosezyste besser herausnehmen lassen soll, kann mir niemand beantworten. Wieso ich es nicht einfach tue? Nun, der Eierstock ist wie bei vielen Betroffenen dank der Endometriose am Darm verwachsen. Die Wahrscheinlichkeit ist recht groß, dass man von diesem wieder ein Teil entfernen muss. Das hieße: ein Leben mit künstlichem Darmausgang. Wie hoch ist das Krebsrisiko nun wirklich? Ist der Eierstock wirklich so schlimm verwachsen? Wie soll ich mich entscheiden? Eine typische Pattsituation einer Endometriosepatientin.

ENDOMETRIOSE – DIE UNTERSCHÄTZTE KRANKHEIT

Endometriose ist kein Krebs. Auf der einen Seite eine erfreuliche Nachricht. Auf der anderen Seite leider einer der Gründe dafür, dass sich kaum jemand für Endometriose interessiert, die Forschung eher schleppend verläuft und das Leid der Betroffenen meist unterschätzt wird. Ich habe gelesen, eine Befragung von Endometriose- und Brustkrebspatientinnen hätte ergeben, dass das psychische Leiden bei Endometriose größer sei, obwohl die unmittelbare Lebensbedrohung ja nun mal bei Krebs höher ist.

Ich habe mich gefragt, warum das wohl so ist, und kann es mir nur so erklären:

Wenn man sagt, man habe Krebs, weiß jeder genau, was es ist. Hat man nicht gerade einen abgestumpften Psychopathen vor sich stehen, erhält man auch ein gewisses Mitleid und Empathie für eine offensichtlich schwierige Lebenssituation, in der man steckt.

Sagt man, man hätte Endometriose, weiß das Gegenüber erst mal gar nichts damit anzufangen. Erklärt man dann, was es ist, bekommt man unterm Strich eher zu spüren, man solle sich nicht so anstellen.

Ist man an Krebs erkrankt, wird man in dieser Gesellschaft ganz klar als »krank« eingestuft. Mit Endometriose ist man nicht gesund, wird aber nicht selten vom Umfeld, von Behörden und sogar von manchen Ärzten als nicht krank angesehen.

Zum Vergleich: Endometriose ist in etwa so häufig wie Brustkrebs. Im Jahr werden in Deutschland für Brustkrebspatientinnen rund 40 000 Reha-Maßnahmen bewilligt – für Endometriosepatientinnen gerade mal 400!

Bei der Endometriose weiß man nie, woran man ist. Geht es mir morgen besser? Kämpfe ich noch die nächsten 30 Jahre? Krebs hat eventuell die wesentlich endlicheren Konsequenzen, das ist keine Frage. Es geht jetzt ja nicht darum, welches die schlimmere Krankheit ist, sondern warum Endometriosepatientinnen psychisch mehr leiden. Bei Endometriose fehlt die Möglichkeit, die Krankheit zu besiegen. Sich Mut machen, Anlauf nehmen, den Kampf aufnehmen, das alles macht man mit Endometriose nicht nur ein- oder zweimal mit. Man macht es Monat für Monat, Jahr für Jahr. Dass sich Kraft, Energie und Motivation da mit der Dauer abnutzen und die Seele auf blanken Beton aufschlägt, ist nicht verwunderlich.

Hier ein Instagram-Beitrag einer Betroffenen, übersetzt aus dem Englischen:

Menschen, die es nicht selbst erlebt haben, sehen Endometriose nicht als etwas Ernstzunehmendes oder Schädliches, weil es nicht lebensbedrohlich ist. Nein, sie hat mir nicht mein Leben genommen. Sie hat es nur komplett zum Erliegen gebracht. Man lebt und ist doch nicht fähig zu leben.

Dem habe ich für den Moment nichts hinzuzufügen.

WENN HORMONE NEU GEWÜRFELT WERDEN

DER WEG ZUM ELEFANTENFRIEDHOF

Nach meiner großen OP 2004 nahm ich fünf Jahre lang ein Gestagenprä-parat, unter dem ich sehr gelitten hatte. Danach stieg ich auf eigene Verant-wortung auf naturidentisches Progesteron in Form einer Salbe um (siehe »Naturidentische Hormone«, Seite 183 ff.). Weitere fünf Jahre damit ver-liefen gut. Keine weiteren Vorkommnisse und vor allem keine Nebenwir-kungen. Erfreulicherweise musste ich auch feststellen, dass ich nach meiner Ernährungsumstellung (siehe »Ernährung, Entspannung, Bewegung«, Sei-te 151 ff.) fast ein Jahr lang keine schlimmen Schmerzen mehr hatte.

Eines Tages vertrug ich die Progesteronsalbe auf einmal nicht mehr. Nach dem morgendlichen Auftragen kippte ich auf dem Weg zur Arbeit fast vom Motorroller. Ich war extrem kurzatmig – ein Leben mit Allergi-en befähigt mich zu sagen, dass es kein Asthmaanfall war. Es war ein Ge-fühl, als würde man an der Sauerstoffflasche hängen und jemand drehe diese ganz langsam zu. Ein, na, sagen wir mal »Unruhegefühl« überkam mich, Schwindel und Zittrigkeit gesellten sich hinzu.

Ohne groß darüber nachzudenken, bog ich zu meiner Hausärztin ab und schleppte mich in das Behandlungszimmer. Ich sagte ihr, in Darth-Vader-Manier nach Luft japsend, das Gefühl zu haben, jeden Moment umzukippen, und dass ich befürchte, es sei so was wie eine Hormonkrise.

Mit großen Augen sah meine Ärztin mich an. Ich konnte die Fragezeichen in ihren Pupillen sehen. Zugegeben, was hätte sie in dem Moment auch machen sollen …?

Peinlich berührt und mit einem Rezept für Asthmaspray (!) in der Hand verließ ich die Praxis. Vor der Tür traf ich eine Bekannte. Wir gingen ein Stück des Wegs gemeinsam – ich immer noch japsend und zitternd. Kennt ihr das: Wenn Elefanten spüren, dass sie bald sterben? Dann werden sie von anderen Elefanten zum Elefantenfriedhof begleitet. Genau so kam ich mir vor – nichts ahnend, dass ich in dem Moment von meiner Bekannten in die Wechseljahre begleitet wurde – mit 39.

Erschöpfte Ovarien

Es wurde mir einige Wochen später vom Endokrinologen schwarz auf weiß attestiert, nur adretter formuliert: *… leidet an »ovarieller Erschöpfung«.* Da hätte man eigentlich drauf kommen können, denn meine Eierstöcke hatten bei der großen Endosanierung damals ganz schön Federn lassen müssen.

Nun ist es bei den Wechseljahren ja so, dass sich vor dem Östrogen erst mal das Progesteron langsam verabschiedet. Der Gebärmutterschleimhaut fehlt somit der »Rausschmeißer«. Da sitzt man schon mal vor der Frauenärztin, die da meint, man müsse nun »kontrolliert abbluten« (eine Redewendung, die in manchen Mafia-Kreisen sicherlich freudigen Anklang finden würde).

Da gibt es dann zwei Möglichkeiten: Erstens eine Ausschabung oder zweitens ein synthetisches Gestagenpräparat, welches nach dem Absetzen den Laden aufräumt.

Da ich nach langjähriger Erfahrung einen gewissen Respekt vor Hormonen habe, bat ich um den Eingriff. Aus irgendwelchen Gründen wollte meine Ärztin das nicht. Mit selbigem Anliegen sprach ich noch mal in der Klinik vor. Der Arzt dort wollte mir ebenfalls keinen Eingriff gewähren, sondern lieber einfach das Gestagen verordnen. Ich hätte mich nie auf diesen Handel eingelassen, hätte er im Ultraschall nicht »Strukturen« gesehen, die seiner Meinung nach keine Endometriose seien. Aber in dem Zustand könne man das nicht genau erkennen. Da bekam ich natürlich Panik und dachte: »Hey, solange es kein Östrogen ist, kann an der Endometriose ja nichts passieren, und sechs Tage lang werde ich die Nebenwirkungen der Gestagene schon aushalten!«

DIE GESTAGEN-KLATSCHE

Nach dem Absetzen dann – die absolute Katastrophe: Nach einem Jahr ohne Schmerzen zündeten die Herde wieder, und ich hatte Endoschmerzen von der schlimmsten Sorte! Gleichzeitig spürte ich eine Engstelle in meinem Bauch. Das Essen »rutschte« nicht mehr so gut durch. Ein Proktologe hatte mir mal erklärt, dass der Darm anschwellen kann, wenn die Endometriose aktiv wird, selbst wenn sie nur von außen an der Darmwand sitze. Ich denke, genau das war passiert. Aber durch Gestagen?

Keine Woche später fand ich mich in der Notaufnahme wieder. Darmverschluss – Not-OP (bei der man übrigens feststellte, dass die »Strukturen« doch Endometriose gewesen waren). Durch das Anschwellen hatte sich der Darm an einem Narbenring, der sich um ihn gebildet hatte, aufgehängt und über sich selbst gestülpt und musste wieder auseinandergezogen werden. Da es keine geplante OP war, hatte man die Endometrioseherde zwar gesehen, aber nicht angerührt, aus Angst, Endozellen zu verschleppen und noch mehr Endometriose zu »säen«.

Ja, was denn jetzt?

Wieder zu Hause, fand ich Hinweise in der einschlägigen Literatur, dass man in tierexperimentellen Versuchen an kastrierten weiblichen Affen, im menopausalen Zustand sozusagen, schon gesehen hatte, dass eine alleinige Gabe von Östrogen als auch eine alleinige Gabe von Gestagen eine Endometriose aktivieren könne.

Das machte mich besorgt und neugierig zugleich. So ergriff ich die Gelegenheit auf dem Endometriosekongress in Köln und befragte gleich zwei Experten zu dem Thema. Ich muss vorwegschicken, dass es unter den Experten zwei unterschiedliche »Glaubensbekenntnisse« gibt. Obwohl beide unterm Strich dasselbe predigen, glauben die einen mehr an die Kraft der Hormone und die anderen mehr an die Allmacht der Chirurgie. Ich befragte nun Experten beider Glaubensrichtungen – und bekam, wen verwundert es, zwei unterschiedliche Antworten.

Meine Frage: »Können synthetische Gestagene eine Endometriose im Zustand der Wechseljahre wieder aktivieren?«

Antwort Experte 1, der an die Heiligkeit der Hormone glaubt:
»Nein, auf gar keinen Fall.«

Antwort Experte 2, der dem chirurgischen Pfad zum Heil die bedeutendere Rolle zumisst:
»Ja, natürlich. Vor allem, wenn östrogene Restwirkung in ihrem Körper besteht, wovon ich ausgehe. Gestagene werden auch im Körper teilweise wieder zu Östrogen umgewandelt.«

Tja. Da steht man dann als Endometriosepatientin und denkt sich: Leute, ihr müsstet euch schon einig werden! Es scheint ja eine Info zu sein, von der weitreichende Entscheidungen mit unter Umständen durchaus unangenehmen Konsequenzen abhängen.

Aber so ist das unter den Endometrioseexperten. Wenn mir heutzutage einer sagt: »Das ist DAS BESTE bei Endometriose«, ahne ich schon, dass irgendwo in einem anderen Sprechzimmer zur gleichen Zeit ein anderer Spezialist sitzt, der die Sache schon wieder anders betrachten würde.

Alles eine Frage der Auslegung

Ich unterstelle nicht, dass einer der Experten gegen sein besseres Wissen handelt. Es liegt eher daran, dass bei der Endometriose groß angelegte Studien fehlen. Und die Studien, die es gibt, weisen wohl teilweise zweifelhafte Ergebnisse auf.

Dr. Martin Sillem schreibt in seinem Buch *Endometriose – gutartig, aber gemein* (siehe »Literaturtipps« Sillem, Seite 221), die wissenschaftliche Bewertung der verschiedenen Behandlungsformen sei mit Problemen behaftet. Verschiedene Studien nutzten verschiedene Stadieneinteilungen, oft würde der Aktivitätsgrad der Endometriose nicht berücksichtigt. Es hätte sich gezeigt, dass man bereits zu unterschiedlichen Ergebnissen komme, wenn man verschiedene Einteilungen auf dieselbe Patientengruppe anwende. Und nur wenige Untersuchungen wiesen eine Vergleichsgruppe mit Placebos oder ohne aktive Maßnahmen auf.

Die dürftige Studienlage führt dazu, dass es bei der Endometriose noch sehr viel um Meinungen, Betrachtungsweisen und Interpretationen geht. Von daher ist mein Vorgehen mittlerweile, dass ich mir immer eine zweite Meinung einhole, wenn es um »meine Endometriose« geht.

VERWACHSUNGEN BEI ENDOMETRIOSE

ES WÄCHST ZUSAMMEN, WAS NICHT ZUSAMMENGEHÖRT

Jede Frau mit Endometriose hat aller Wahrscheinlichkeit nach Verwachsungen im Bauch. Das liegt in der Natur der Krankheit. Nach einer Endometrioseoperation erst recht.

Verwachsungen – auf Arztdeutsch »Adhäsionen« genannt – sind im Grunde genommen innere Vernarbungen. Es sind Gewebsbrücken, die Organe mit anderen Organen oder Organe mit der Bauchwand verbinden können. Nach und nach können Blutgefäße und Nerven in die Gewebsbrücken sprießen. Diese Verbindungen sind nicht normal, sondern erst durch Entzündungen nach operativen Eingriffen oder durch die Entzündungsprozesse der Endometriose entstanden.

Das Leben ist ungerecht – Verwachsungen auch

Bei der Entstehung von Verwachsungen spielt zum einen das Ausmaß der Gewebsverletzungen durch Operationen und/oder Krankheit eine Rolle, aber auch die Lokalisation. Wunden im Bereich von Uterus, Eileiter, Eierstock oder Darm führen zu deutlich mehr Verwachsungen als Wunden im Bereich von Beckenwand oder Bauchwand. Und dann wäre da noch die individuelle Neigung zur Ausbildung von Verwachsungen. Bei manch einem entstehen schwere Verwachsungen bei kleinen Eingriffen, bei anderen entstehen fast keine Verwachsungen trotz ausgedehnter OP. Wie immer ist das Leben auch hier nicht gerade gerecht.

Wie schon erwähnt, vor allem Uterus, Eileiter, Eierstock und Darm weisen ein erhöhtes Verwachsungsrisiko auf und somit gerade die Organe, die bei Frauen mit Endometriose häufig betroffen sind. Hinzu kommt, dass man Endoherde gern großzügig herausschneidet, damit sie nicht so schnell wiederkommen. Folglich entstehen oft große Wundflächen. Postoperative Verwachsungen nach Endometrioseoperationen kommen alles in allem sehr häufig vor. Teilweise sind sämtliche Beckenorgane danach fest miteinander verwachsen.

Tja, und wer jetzt denkt, Verwachsungen kommen nur da vor, wo Endoherde sitzen beziehungsweise wo operiert wurde, der darf jetzt überrascht sein: Das Bauchfell kann schon durch leichte Berührung oder Druck, durch geringe Austrocknung oder durch Verschleppung von Wundflüssigkeit geschädigt werden. Verwachsungen können daher auch in weit vom Operationsfeld liegenden Bauchregionen vorkommen.

FOLGEN VON VERWACHSUNGEN – DA DENKT MAN GERADE, MAN SEI FEIN RAUS ...

Verwachsungen können ganz harmlos sein und das Wohlbefinden nicht beeinträchtigen. Manche Verwachsungen können aber auch schwerwiegende Folgen haben, wie man in meinem Fall gesehen hat. Diese können sich sogar erst Jahrzehnte nach einer OP bemerkbar machen, im schlimmsten Fall in Form eines Darmverschlusses (Ileus).

Eine weitere mögliche Folge von Verwachsungen ist möglicherweise, wie wir gesehen haben, die Unfruchtbarkeit. Schon kleinste Verwachsungen an Eierstöcken oder Eileiter können etwa zu einer Verschiebung derer natürlicher Position führen.

Verwachsungen und chronische Unterbauchschmerzen

Etwas verwundert: In der Fachwelt ist man sich nicht einig, ob es durch Verwachsungen zu Schmerzen kommt oder nicht. Es gibt Studien, die zeigen, dass es nach einer operativen Beseitigung von Verwachsungen zur Schmerzlinderung kommen kann, was ja eindeutig für eine Schmerzverursachung durch die Verwachsungen spricht.

Andere zeigen wiederum, dass man unter Menschen mit chronischen Unterleibsschmerzen sowohl Menschen mit als auch ohne Verwachsungen findet und es keinen sicheren Nachweis für eine ursächliche Verbindung gibt. Man mutmaßt allerdings, dass die verminderte Beweglichkeit der von Verwachsung betroffenen Organe Schmerzen verursachen könnte.

WAS KANN MAN GEGEN VERWACHSUNGEN TUN?

Verwachsungen lassen sich nicht in bildgebenden Verfahren wie MRT oder CT darstellen. Sicher findet man sie nur bei operativen Eingriffen. Die operative Lösung von Verwachsungen (Adhäsiolyse) hat eher die Chance auf Schmerzlinderung, wenn der Schmerz immer an einer bestimmten Stelle auftritt. Die Prognosen stehen wohl eher schlecht, wenn die Schmerzen immer an verschiedenen Stellen vorkommen. Es gibt keine Garantie dafür, dass der Schmerz danach weg ist oder die Verwachsungen nicht wiederkommen, denn die neuen Wundflächen können wieder miteinander verkleben.

Kann man Verwachsungen bei OPs vermeiden?

Bei einer Operation lassen sich Verwachsungen nicht wirklich vermeiden, aber zumindest reduzieren. Dafür ist zum einen die Operationstechnik wichtig. Die blutenden Wundflächen sollten auf ein Mindestmaß gehalten werden, was bei einem ausgeprägten Endometriosebefund eher schwierig ist. Zum anderen gibt es sogenannten Adhäsionsbarrieren, das sind Flüssigkeiten oder Membranen/Netze, welche die Wundflächen voneinander trennen und so ein Verkleben vermeiden sollen. Nach einer Weile bauen sie sich im Körper von selbst wieder ab.

Adhäsionsprophylaxe kostet Geld, und das will man nicht unbedingt für Endopatientinnen ausgeben. Prof. Dr. Korell schreibt in dem Artikel »Methoden der Adhäsionsprophylaxe – Pro und Contra« im *Journal für Gynäkologische Endokrinologie* von 2010 dazu:

»Unabhängig von der sicher wünschenswerten größeren Effektivität wäre man bei anderen Erkrankungen, wie zum Beispiel in der Onkologie in der Anwendung nachweislich effektiver Methoden, weniger zurückhaltend.«

KRANKHEIT OHNE LOBBY – EINE FRAGE DES GELDES

Wo wir gerade schon mal beim Thema wären: Man fragt sich ja oft, warum die Endometriose, obwohl sie die zweithäufigste gutartige Erkrankung der Frau ist, geradezu stiefmütterlich behandelt wird.

Professor Tinneberg, Direktor der Frauenklinik Gießen, sagte zu dem Thema in einem Interview mit der *WAZ*: »Es gibt keinen großen Anreiz, sich mit diesem Krankheitsbild zu beschäftigen. Endometriose ist eine chronische Erkrankung – und diese Patienten bringen nicht viel Geld ein.«

Prof. Dr. Schweppe hat dem Thema 2003 einen ganzen Artikel gewidmet: »Endometriose – Eine Erkrankung ohne Lobby«. Der Artikel ist von 2003, hat aber bisher nur wenig von seiner Aktualität eingebüßt. Schweppe schreibt, dass die Endometriose ein regelrechtes Schattendasein führe und es vom Auftreten der ersten Symptome bis zur Diagnose bei Schmerzpatientinnen bis zu zehn Jahre dauere. Fehldiagnosen, wie Adnexitis (Entzündung von Eileiter und Eierstock), PMS oder Pelvipathie (psychosomatisch bedingte

Unterbauchschmerzen), würden häufiger gestellt werden als die richtige Diagnose. Und bei Beckenwandbefall mit Ureterstenose (Engstelle am Harnleiter, so, wie es bei mir seit meiner Jugend ja der Fall war. Ich erinnere noch mal an den Kommentar der Ärzte: »Das hat man schon mal.«) würde die Endometriose erst erkannt werden, wenn bei einem Drittel der Frauen bereits eine irreparable stumme Niere vorliege.

Schweppe erklärt auch, warum sich die einzelnen Fachbereiche nicht sonderlich für die Endometriose interessieren:

- Die Gynäkologen nicht wegen der schwierigen Differenzialdiagnostik, die in der Praxis nicht zu leisten sei.
- Die Hausärzte würden differenzialdiagnostisch erst gar nicht an Endometriose denken und nur symptomatische Schmerztherapie verordnen.
- Urologen, Chirurgen oder Gastroenterologen würden die Krankheit oft nicht kennen.
- Endoskopische Operateure würden oft denken, nach dem Wegschneiden sei das Problem gelöst.
- Endokrinologen seien frustriert, da sie erkennen mussten, dass Östrogenentzug allein die Krankheit nicht dauerhaft beherrsche.
- Die Forscher in Deutschland nicht, da die aufwendige Grundlagenforschung neben den klinischen Aufgaben nicht zu leisten sei.
- Die Pharmaindustrie nicht, da teure Substanzen auch nur einen vorübergehenden Erfolg brächten und günstige Präparate zur Symptombehandlung anscheinend reichten, die weitere Forschungsinvestitionen nicht lohnenswert erscheinen lassen.

Ich habe das Gefühl, dass sich so ganz langsam etwas in der Endometrioselandschaft verändert. Auch Frau Dr. Schwahn vom Kinderwunschzentrum Köln bestätigt in unserem Gespräch, die letzten sechs Jahre sei etwas in Bewegung gekommen. Es entstehen immer mehr Endometriosezentren. Diese beginnen, ihre Datenbanken zusammenzulegen. So gewinnen sie eine repräsentativere Datenbasis, um Fragen beantworten zu können wie zum Beispiel, welche Behandlung eigentlich welcher Endometriosepatientin wirklich hilft. Wir dürfen also hoffen.

IMMER ZU ZWEIT SIE SIND

ENDOMETRIOSE UND BEGLEITERKRANKUNGEN

Ich kenne keine Endometriosepatientin, die NUR Endometriose hat. Auch ich komme gleich mit einer ganzen Zusatzausstattung daher: Neurodermitis, Migräne, Insulinresistenz, PCO, Allergien und ich nenne es mal »seltsame Immunreaktionen«.

Es gibt auf diesem Planeten sehr viele Dinge, die ich nicht vertrage, zum Beispiel Hausstaub, Pollen, Hefen, Schimmelpilze, Cobalt (eine gewöhnliche Nickelallergie kann ja jeder). Manche Antibiotika und einen Hamster sollte man mir auch nicht unter die Nase reiben. An meinem alten Allergiepass hatten sie damals Seiten drangetackert, weil der Platz nicht ausreichte.

Gut, Allergien haben mittlerweile viele Menschen. Nur ich scheine, sagen wir mal, »extravagant« zu reagieren. Ich habe mich schon oft gefragt, ob das wohl im Zusammenhang mit der Endometriose steht.

Die Ärztin in der Notaufnahme hat mich nach meinem Wespenstich im letzten Jahr beinahe wieder nach Hause geschickt. Sie hat mich anfangs nicht ernst genommen, als ich sagte, mir sei schummrig, ich würde laufen wie auf einem Schiff, und mir sei ein bisschen übel. Sie meinte die ganze Zeit, bei einer »richtigen« Wespenallergie reagiere man mit

Hautauschlag und Atemnot. Als sie dann merkte, dass ich mich nicht mehr auf den Beinen halten konnte, hat sie mich dann doch an den Tropf gelegt.

Der Chefarzt kam am nächsten Tag direkt mit einer Horde Studenten in mein Zimmer mit den Worten: »Hier könnt ihr mal was lernen!« (Wie schon bei den Kissing Ovaries war ich mal wieder das Anschauungsobjekt. Ich sollte langsam Geld dafür verlangen ...), und er machte auf mein »besonderes« Allergikerprofil aufmerksam.

Wenn ich nun die monatliche Wespen-Depotspritze kriege, heißt es immer: »Heute aber keinen Sport treiben!« Als käme ich auf die Idee! Die Spritze schaltet mich für drei bis vier Tage komplett aus. Es gibt Menschen, die gehen danach ganz normal arbeiten. Für mich ist klar: Das muss mehr sein als »nur« eine Allergie.

Der weiße Fleck auf der Landkarte

Es gibt nur spärliche Informationen über den Zusammenhang zwischen Endometriose und Allergien. Als ich eine Ärztin aus einem Endometriosezentrum fragte, ob ich die Wespenbehandlung überhaupt machen solle oder ob das Aktivieren des Immunsystems auch meine Endometriose wieder aktivieren könne, sagte sie, das wisse man nicht. Das sei noch der »weiße Fleck auf der Landkarte der Endometriose«.

Man vermutet wohl gewisse Zusammenhänge, wobei noch nicht klar ist, ob das marode Immunsystem die Endo verursacht oder umgekehrt die Endo das Immunsystem zerschießt. In einer Studie der Universität Yale heißt es immerhin, es gebe Hinweise eines Zusammenhangs zwischen Endometriose und einem erhöhten Risiko, Allergien auszubilden. Man stellte unter Betroffenen eine höhere Quote an Medikamentenunverträglichkeiten, Asthma und chronisch entzündeten Schleimhäuten fest. Ich hatte schon als Teenager nach manchen Medikamenten Herzrasen, Wolkenhimmel zur Pollenzeit regt meine Bronchien zum Pfeifen an, und von meinen Nasennebenhöhlen will ich gar nicht erst anfangen.

HILFE, ICH GREIFE MICH AN!

Antinukleäre Antikörper – Antikörper, die das Immunsystem aus unbekannten Gründen gegen die eigenen Körperzellen bildet – werden vermehrt unter Endometriosepatientinnen nachgewiesen. Insgesamt wird eine erhöhte Neigung zu Autoimmunerkrankungen beobachtet.

Endopatientinnen neigen etwa vermehrt zu:

- Fibromyalgie (chronische Faser-Muskel-Schmerzen),
- zum chronischen Erschöpfungssyndrom,
- Schmetterlingsflechte (Lupus erythematodes),
- Sjögren-Syndrom (Immunzellen greifen Speichel- und Tränendrüsen an),
- zur rheumatoiden Arthritis,
- zur Hypothyreose (Unterfunktion der Schilddrüse),
- sogar zur Multiplen Sklerose,
- und zu Hashimoto, einer autoimmunen Schilddrüsenentzündung. Ein Tipp für Betroffene: Wird die Schilddrüse untersucht, macht den Arzt darauf aufmerksam, neben Parametern wie T3, T4 und TSH auch nach Antikörpern zu schauen!

Endometriose ist für mich nicht einfach nur Schmerz. Jeder Tag ist eine Überraschungstüte: Ist es nicht der Schmerz, ist mir schwindelig. Ist mir nicht schwindelig, bin ich kurzatmig. Bin ich nicht kurzatmig, kommt meine Neurodermitis wieder raus. Kommt die nicht raus, habe ich Kopfschmerzen. Habe ich keine Kopfschmerzen, ist es eine extreme Erschöpfung, die mich quält, usw.

Da ist irgendwie ein »Fehler im System«, der durch meinen Körper zu wandern scheint. Es fühlt sich an, als sei Endometriose in dem Systemfehler nur eines der Symptome. Wie ich herausgefunden habe, bin ich mit dieser Ansicht nicht allein. Doch bevor ich dazu komme, muss ich erst mal ein wenig ausholen ...

Die Fliege

Ärzte sind gerne mal skeptisch, vor allem, wenn man bereits mit einer Diagnose in die Praxis kommt. In manchen Fällen hat dies bestimmt seine Berechtigung, aber nun mal nicht in allen. Ein ganz banales Beispiel (und darüber hinaus eine wahre Begebenheit):

Ich zum Hausarzt: »Ich habe eine Fliege im Ohr!« (Fragt nicht! Sommer, Auto, offenes Fenster …) Der Arzt schaute mich verharrend an und sagte dann wie zu einem Kleinkind: »So, dann spülen wir das Ohr mal aus.« Als er hinterher in die Nierenschale schaute, meinte er erstaunt: »Oh, da ist ja tatsächlich eine Fliege!« Herrje, was hatte er denn vorher gedacht? Nein, für gewöhnlich höre ich kein Summen in meinem Ohr. Nein, ich glaube nicht, dass Drosophila-Arten erst meinen Körper und dann die Weltmacht an sich reißen wollen! Der Arzt schien vorher von einer Annahme ausgegangen zu sein, und ich formuliere es mal salopp: Die Alte hat sie nicht mehr alle!

Histamin als Herausforderung

So, nun kommt man mit ein wenig »komplizierteren« Dingen in die Praxis. Jahrelang habe ich ja selbst geglaubt, einfach nur labil zu reagieren, nahm Symptome als solche gar nicht wahr, sondern saß meine »psychosomatischen Macken« aus, die über die Jahre allerdings immer stärker wurden: Schüttelfrost und kleine Krampfanfälle nach Alkohol oder emotionaler Erregung. Hautrötungen und Jucken an Armen und Beinen beim Joggen oder Wandern mit anschließender Übelkeit. Herzrasen und eine Art Panikgefühl nach Schokolade, Erdbeeren, Schweinefleisch oder Pflaumen. Schwächeanfälle nach einem Glas O-Saft, nach einer heißen Dusche oder Aufenthalt in der Eiseskälte. Die Frage, ob ich erkältet sei, nicke ich mittlerweile einfach ab. Es ist mir zu lästig, das mit meinem Dauerschnupfen und meinem Kratzen im Hals zu erklären. Gut, das langanhaltende Herzrasen durch das Kontrastmittel beim CT hab ich dann doch mal gemeldet. Das war mir dann wirklich nicht geheuer. Irgendwann stolperte ich darüber, dass es für all dies durchaus einen Grund geben könnte: Histamin.

ENDOMETRIOSE ALS SYMPTOM EINER MASTZELLERKRANKUNG?

Nach meinen Erfahrungen mit Endometriosesymptomen und Fliegen im Ohr trat ich eher zaghafte Versuche an, das Thema »Histamin« unauffällig im Sprechzimmer fallen zu lassen. So, wie es aussieht, werde ich aber wieder 14 Jahre auf eine Diagnose warten müssen.

Die Hausärztin meinte: »Ja, das ist schwierig zu diagnostizieren«, und das war's. Der Allergologe meinte: »Da gehen Sie besser zu einem Internisten. Damit hat man ja oft Magen-Darm-Probleme« (Habe ich Magen-Darm-Probleme geschildert?), und die Ernährungsberaterin meinte: »Vertragen Sie Bananen? Dann haben Sie kein Problem mit Histamin.« (Womit sie gleichzeitig die Hausärztin widerlegt hätte, es sei schwierig zu diagnostizieren ...).

Bei meinen Recherchen stieß ich auf die Website der Arbeitsgruppe MCAD (Mastzellaktivierungsstörung) www.mastzellaktivierung.info:

Beim Mastzellmediatorsyndrom führen bestimmte Trigger wie

- Östrogeneinfluss (!),
- histaminhaltige oder -fördernde Lebensmittel (z. B. Erdbeeren, Orangen, Schweinefleisch, Schokolade, Pflaume u.v.m.),
- extreme Hitze oder Kälte,
- körperliche Anstrengung,
- Stress etc.

zu einer übermäßigen Aktivierung der Mastzellen, die ihre Mediatoren (Botenstoffe) ausschütten, wie etwa:

- Histamin,
- Heparin,
- Prostaglandine (!)
- oder Zytokine (!),

was unter anderem zu Entzündungen im Körper und allergieähnlichen Reaktionen und so ziemlich allen Symptomen führt, die ich über die Jahre angesammelt habe, einschließlich Schwindel, Kopfschmerzen und Herzstolpern.

Das Puzzle scheint sich zusammenzufügen

Man machte eine kleine Umfrage unter Personen mit Histamin- oder Mastzellmediatorsyndrom. Etwa die Hälfte gab an, auch unter Endometriose zu leiden. Die andere Hälfte waren entweder Männer oder Frauen, die Endometriose nicht abklären haben lassen beziehungsweise noch nie davon gehört haben. Zudem zeige sich wohl oftmals, dass eine Histamin-Eliminationsdiät die Endometriosesymptome merklich lindere.

Die Arbeitsgruppe MCAD geht nach ihrem derzeitigen Wissensstand davon aus, dass Endometriose möglicherweise keine eigenständige Erkrankung, sondern ein Symptom einer Histaminintoleranz, vielleicht sogar einer Mastzellerkrankung sein könnte.

Prof. Dr. Ulrich, Leiter der Frauenklinik des Martin-Luther-Krankenhauses Berlin, stellte erst kürzlich in dem Artikel »Wann ist eine Endometriose eine Krankheit?« in der Zeitschrift *Geburtshilfe und Frauenheilkunde* die Frage:

»Ist das Vorhandensein von endometriumartigen Zellverbänden außerhalb des Cavum uteri vielleicht eine Variante, ein ganz ›normaler

Zustand‹, dessen physiologische Bedeutung sich uns einfach noch nicht erschlossen hat?«

Und er erinnert noch mal daran, dass »ein und derselbe Befund bei einer Frau einmal zu Schmerzen und Sterilität führen kann – und ein andermal eben nicht«.

Liegt in der Mastzellaktivierungsstörung vielleicht wirklich der Schlüssel, dass ein und derselbe Befund bei einer Frau keine Probleme bereitet und bei der anderen zu Entzündungen und den typischen Endometriosebeschwerden führt? Ist die Haupterkrankung von uns Endometriosefrauen eine Mastzellaktivierungsstörung und die Endometriose lediglich nur ein Symptom dieser Erkrankung?

Studie belegt Einfluss der Mastzellen

Ich bin neugierig geworden, kontaktiere die Arbeitsgruppe MCAD, und man verweist auf eine im November 2016 erschienene Studie der Universität Brüssel, die gezeigt hat, dass Mastzellstabilisatoren und Mastzellinhibitoren einen positiven Effekt in der Behandlung von Endometriose und endometriosebedingten Schmerzen gezeigt haben. Weitere Studien müssten nun vorgenommen werden.

Ist dies auch der Grund, warum manche Endometriosen sich nicht durch eine Hormonbehandlung ruhigstellen lassen? Prof. Dr. Schweppe schreibt von Untersuchungen, die bestätigen, »dass der Einfluss der Hormone ein untergeordnetes Phänomen zu sein scheint« (siehe »Literaturtipps« Keckstein, Seite 221). Dies ließe sich vielleicht so erklären: Nicht jeder Patient mit Mastzellaktivierungsstörung reagiert auf alle Trigger gleich stark. Östrogen ist ein Trigger der Mastzellen, aber eben nur einer unter vielen.

Ich finde es bei mir persönlich auffallend, dass alles, was meine Endometrioseschmerzen auslösen kann, als Mastzelltrigger aufgeführt ist: Östrogen, emotionaler Stress, Hunger, Kälte. Auch Weizen zählt dazu.

Dieser enthält zwar selbst kein Histamin, wird aber von Menschen mit Histaminunverträglichkeit ebenfalls häufig nicht vertragen.

Ich bin nicht so vermessen zu glauben, das Geheimnis der Endometriose nun hier lüften zu können. Aber der Ansatz einer zugrunde liegenden Mastzellaktivierungsstörung, auf den die Endometrioseforschung nun auch gestoßen ist, scheint mir in die »richtigere« Richtung zu gehen. Zumindest sagt es mir mein Körper. Und der hat mich noch nie belogen. Auch nicht im nächsten Fall.

ENDOMETRIOSE UND MIGRÄNE

Zugegeben: Ich mache es den Ärzten nicht leicht. Da komme ich daher und rede von Schwindel, Sehstörungen, Empfindungsstörungen und Wortfindungsstörungen, vor allem kurz vor der Periode – und das ganz ohne Kopfschmerzen. Da kann man einen auch schon mal für verrückt erklären, auch wenn man gerade kein Summen im Ohr hat.

Als ich die Möglichkeit einer Migräne ohne Kopfschmerz ansprach und einen eventuellen Zusammenhang zur Endometriose erwähnte, meinte der Neurologe, ich solle nicht so viel lesen. Dabei hatte ich noch nicht einmal gegoogelt.

Es war die Biografie *Von Geist und Geistern* von Hilary Mantel, die mich auf den Trichter brachte. Mantel ist eine britische Schriftstellerin, Endometriosepatientin und Vorstandsmitglied der britischen Endometriose-Vereinigung. Sie litt schon immer an Migräne, ohne Kopfschmerz, nur mit Aura. Es hat Jahre gedauert, bis man das herausfand. Jahre, in denen sie wegen der Symptomatik unter anderem auch in die Psychiatrie gesteckt und mit starken Psychopharmaka vollgepumpt wurde, bis sie nicht mehr konnte.

2004 fand man in einer italienischen Studie heraus, dass Frauen mit Endometriose ein doppelt so hohes Risiko für eine Migräne haben wie Frauen ohne Endo. Man vermutet, dass ein genetischer Faktor Schuld sein könnte, der für die Regulierung von Stickstoffoxid zuständig ist. Dieses wirkt auf die Blutgefäße, sodass es zu Entzündungen kommt und diese sich weiten. Stickstoffoxid wird auch in endometriotischen Läsionen produziert.

Tja, vielleicht kommt es ja vom vielen Lesen, dass ich nach der Wespenspritze schon zweimal eine riesige Beule auf der linken Seite der Stirn und über meinem linken Augenlid hatte, Anzeichen einer dahinter liegenden Entzündung. Vielleicht habe ich auch einfach nur zu viel gelesen, dass ich neulich morgens mit massiven Sehstörungen auf dem linken Auge aufwachte.

Die Ärztin checkte mich durch und meinte dann am Ende: »Sieht wirklich nach Aura aus.« Abends kamen sie dann auch raus, die Kopfschmerzen, die sich über Jahre hinter der Aura versteckt gehalten hatten, und blieben direkt mal eine Woche, wo sie schon mal da waren. P.S.: Übrigens ist die hormonabhängige Migräne unter Patienten mit Mastzellaktivierungsstörung verbreitet. Ich wollte es nur mal anmerken.

Vom Sensibelchen zum Koryphäenkiller

»Koryphäenkiller, so nennen wir die Patientinnen, die mit ihren dicken Aktenordnern in die Praxis kommen und meinen, sie wüssten besser Bescheid als wir.«

Da saß ich zwischen zwei Gynäkologen im Rahmen einer Endometrioseveranstaltung und schaltete mich in das Gespräch mit ein: »Wissen Sie, als Koryphäenkiller wird man nicht geboren«, sagte ich. »Es sind Erfahrungen, die einen dazu machen. Die Erfahrungen, dass einem nicht geglaubt wird. Es ist eine Schutzfunktion«, und ich dachte an meinen eigenen Aktenordner zu Hause …

Ich kenne kaum eine langjährige Endometriosepatientin, die nicht solch einen Aktenordner im Regal stehen hat. Es wird einem sogar empfohlen, die Unterlagen zu sammeln, für Kuranträge oder Anträge für einen Grad der Behinderung etwa.

Wichtig ist es übrigens, sich nach OPs nicht nur den Entlassungs-brief, sondern auch den OP-Bericht geben zu lassen. Da findet man manchmal noch die ein oder andere Überraschung drin. Ich habe den Ordner allerdings noch nie komplett in eine Arztpraxis mitgebracht.

Und eines muss ich klarstellen: Ich bilde mir nicht ein, mehr über Medizin zu wissen als Ärzte. Ich bin chronisch krank, nicht größen-wahnsinnig! Aber ich wage mal, eine Behauptung aufzustellen: Wir Endometriosepatientinnen haben ein verdammt gutes Körpergefühl! Ich glaube, das bringt die Krankheit mit sich. Wir müssen mehr als gesunde Menschen in unseren Körper hören, weil da auch ständig was vor sich geht und er sich ständig meldet. Das »trainiert« eben unser Körperge-fühl.

Ich erinnere mich zum Beispiel an eine Situation mit meiner ehemaligen Frauenärztin.

Ich: »Diese Nacht ist meine Endometriosezyste am Eierstock ge-platzt.«

Sie: »Das kann nicht sein! Dann hätten die Schmerzen viel länger angehalten«. Sie bereitete den Ultraschall vor und fuhr fort: »Wissen Sie, die Flüssigkeit verbleibt ja noch im Bauchraum und … Oh, tatsäch-lich, sie ist weg.« Betretenes Schweigen. (Wahrscheinlich sitzt die Zyste jetzt mit einer kleinen, toten Fruchtfliege auf einer Wolke und lacht sich schlapp …)

Ich sage nicht, dass es nicht Menschen gibt, die sich Krankheiten einreden. Da machen die Ärzte bestimmt einiges mit. Manchmal fällt es vielleicht nur schwer, zwischen »hysterischen Menschen« und Men-schen mit einer »guten inneren Stimme« zu unterscheiden. Zum Beispiel kommt man mit brutalen Menstruationsschmerzen zum Frauenarzt, und der denkt: »Ist ja normal, dass sie jetzt Schmerzen hat. Sie hat ja auch ihre Periode …«

Gehen wir also zurück zur Koryphäenkiller-Schmiede, gehen wir zu den niedergelassenen Gynäkologen!

BEIM NÄCHSTEN FRAUENARZT WIRD ALLES ANDERS

PARTNERSUCHE DER ETWAS ANDEREN ART

Man kann nicht alle Ärzte über ein Skalpell scheren. Auch wenn es zugegebenermaßen bisher nicht so geklungen hat, aber ich habe auf meinem Weg ganz tolle, empathische, engagierte Ärzte und Endometriosespezialisten kennenlernen dürfen!

So möchte ich dieses Kapitel gleich mit einem positiven Beispiel beginnen: mit meinem Traum-Frauenarzt! Nach vielen Enttäuschungen war ich mit ihm endlich glücklich: Er war ehrlich, ließ mir genügend Freiraum, und vor allem nahm er mich ernst!

Ich hatte fast schon die Hoffnung aufgegeben, aber was soll man machen, man kann ja nicht ohne, da ist ja noch die Krebsvorsorge. Völlig entmutigt und innerlich auf die Diskussion über meine Verweigerung der Einnahme synthetischer Hormone vorbereitet, saß ich vor ihm. Er schaute sich meine OP-Berichte an und sagte schließlich wortwörtlich:

»Aus gynäkologischer Sicht haben Sie die Arschkarte gezogen! Ich kann Ihnen nicht helfen – aber ich mache alles, was Sie wollen.«

Das war mein Arzt!

Ich bat ihn, mir eine Salbe mit naturidentischem Progesteron zu verschreiben. Es war auch sein erstes Mal. Aber ich hatte Vorkehrungen getroffen und aus dem Internet eine Anleitung mitgebracht, wie man das Rezept schreiben solle.

Anstatt mich zu Hormonspirale oder Minipille zu drängen, ließ er sich auf meinen Vorschlag ein. Ich vertraute ihm. Er brachte Erfahrung mit, denn er operierte auch selbst Endometriosepatientinnen. Fünf Jahre lang führten wir eine harmonische Arzt-Patientinnen-Beziehung. Dann passierte das Unvermeidliche, das geschieht, wenn Rheinländer fern der Heimat leben und das Mutterschiff einen wieder nach Hause ruft: Mein Mann erhielt ein Jobangebot in Köln! Wir verließen die Pfalz, und die Suche begann von Neuem.

Der Arzt, dem die Frauen vertrauen

Was muss der ideale Frauenarzt für mich als Endometriosepatientin mitbringen? Er sollte:

- die Symptome nicht auf Stress und/oder psychische Labilität zurückführen,
- mich nicht als Versuchskaninchen für diverse Hormonpräparate missbrauchen,
- mir nicht ständig erzählen, dass andere Frauen die Hormone aber vertragen,
- offen sein für alternative Behandlungsformen,
- mich nicht als gute Einnahmequelle durch regelmäßige kostenpflichtige Ultraschalluntersuchungen sehen,
- mir nicht ständig erzählen, was für eine interessante und »faszinierende« Erkrankung die Endometriose doch sei (!),
- mir glauben!

Es ist nicht einfach, solch einen Arzt zu finden. Jedenfalls habe ich bei dieser Partnersuche der besonderen Art schon einige Reinfälle erlebt:

Typ 1: Stell dich nicht so an!
Wenn man jung ist, glaubt man ihnen alles. So glaubte ich meinem ersten Frauenarzt auch, als dieser sagte:»Ach, jede Frau hat da so ihre Probleme.«

Typ 2: Du bist mir egal!
Ein halbes Jahr nach meiner Endometriose-OP ging ich zu einer neuen Ärztin. Sie machte die normale Krebsvorsorge – fertig. Kein Ultraschall, auch wenn bei manchen Endopatientinnen nur wenige Wochen zwischen OP und Rezidiv liegen können, vor allem an den Eierstöcken. Es kommt durchaus vor, dass Patientinnen mehrmals im Jahr operiert werden.

Zufälligerweise hatte eine meiner damaligen Mitbewohnerinnen am selben Tag einen Termin bei derselben Ärztin. Bei ihr wurde ein Ultraschall gemacht, obwohl keine Indikation vorlag. Aber: Sie war Privatpatientin. Auweia, war ich wütend! So kannte ich mich selbst gar nicht. (Hier spreche ich noch mal den eingangs erwähnten Hebel an, der sich bei meiner ersten OP umgelegt hatte.)

Ich stampfte also zur Praxis. Die Ärztin stand vor mir und stammelte etwas von wegen, ich wäre ja erst vor einem halben Jahr operiert worden. Da wäre es ja unwahrscheinlich, dass da wieder … und bei Privatpatientinnen, na ja, nun, also … Ich überlegte nicht lange. Auch wenn sie es nicht wusste: In dem Moment machte ich mit ihr Schluss!

Typ 3: Für deine Gefühle bin ich nicht verantwortlich!
Ich wechselte zu einer Ärztin, bei der ich mich anfangs gut aufgehoben fühlte. Sie lieh mir Bücher über Endometriose. Immerhin teilten wir somit ein Hobby: das Lesen!

Sie empfahl mir, das Gestagenpräparat, das ich ursprünglich nur ein halbes Jahr nehmen sollte, weiter durchzunehmen, denn es sei »das Beste«, was es bei Endometriose gebe.

Als ich eines Tages vor ihr saß, fertig mit den Nerven, und meinte, ich hätte das Gefühl, die Tabletten würden mich mehr und mehr in eine Depression treiben, meinte sie mit therapeutischem Sachverstand: »Dann müssen Sie halt so versuchen, irgendwie positiv auf diese Welt zu schauen.«

Ich spürte: Es war höchste Zeit, mich zu emanzipieren!

Typ 4: Ich hab in der Beziehung die Hosen an!
Einer versuchte noch mal, meine Emanzipationsbestrebungen im Keim zu ersticken. Mal ganz davon abgesehen, dass ich trotz der Endo jedes Mal den Ultraschall bezahlen musste, hörte ich mir Tipps gegen Endometriosebeschwerden und hormonbedingte Depressionen eine Weile an.

Interessant fand ich besonders folgenden: »Tun Sie sich mal was Gutes, gehen Sie mal 'nen Kaffee trinken.«

Dieser Arzt hatte mir die Augen geöffnet. Hier lag also der Ursprung all meiner Probleme: Ich bin Teetrinker!

IST ENDOMETRIOSE DENN EIN VERBRECHEN?

Was ich hier so frei vom Eierstock weg schreibe, ist eigentlich eine ganz tragische Angelegenheit. Denn immer wieder berichten mir Betroffene von, sagen wir mal, »problematischen« Begegnungen mit ihren Ärzten. Sie erzählen von »genervten« Frauenärzten und teilweise verletzenden Bemerkungen.

Ich glaube, das liegt in der Natur der Erkrankung. Denn nicht nur wir Patientinnen sind mit der Endometriose überfordert. Und welcher Arzt gibt schon gerne zu, nicht weiterzuwissen?

Hinzu kommt ein Bild der Frau in der Gesellschaft, das trotz emanzipatorischer Erfolge noch »Luft nach oben« hat. Als Frau wird man häufig nicht ernst genommen, einfach weil man halt eine Frau ist. Unsere Symptome werden zu gerne auf die Psyche geschoben, auf eine Art Hysterie und Labilität, übrigens auch von Ärztinnen. Das alles führt zu einer gewissen Anspannung, die sich nicht selten in dem Satz entlädt, den man als Endometriosepatientin sehr gut kennt:

»Das kann ja gar nicht sein!«

Wenn ich mit meiner Endometriose zu einem neuen Frauenarzt gehe, begleiten mich jedenfalls von vornherein schlechtes Gewissen und Rechtfertigungshaltung, weil ich mir darüber bewusst bin, dass ich mein Gegenüber gleich in eine blöde Lage des eigentlich auch nicht Weiterwissens bringen werde. Dabei habe ich doch nichts verbrochen! Ich bin krank!

DAS LEBEN IST NICHT DIE SCHWARZWALDKLINIK!

Ich habe mich in der Endometriosecommunity umgehört und Betroffene gefragt, was sie schon alles mit Endometriose beim Arzt zu hören bekamen. Natürlich ist es nicht für alle Ärzte repräsentativ. Aber nach 26 Jahren mit der Erkrankung und einigen Jahren in der Selbsthilfearbeit möchte ich auch nicht nur von »Einzelfällen« reden. Hier einige Beispiele von anderen Endometriosepatientinnen:

»Stellen Sie sich nicht so an, andere haben die Schmerzen auch überlebt.«

»Ihre Schmerzen haben Sie nicht wirklich. Sie haben psychische Probleme und sollten sich in Behandlung eines Psychotherapeuten begeben.« Danach habe ich den Arzt gewechselt, und es wurde durch Bauchspiegelung Endometriose festgestellt.

»Das wird langsam nur 'ne Kopfsache sein!« Und das von dem Arzt, der bei mir Endo Grad 4 diagnostiziert hatte. Aufgrund der Schmerzen war ich natürlich öfter hilfesuchend in der Klinik. Da wurde ich jedes Mal

mit 'ner Packung Ibu nach Hause geschickt. Ein Jahr später OP 2 mit ausstehender Darmteilresektion ...

»Das sind normale Regelschmerzen. Bei manchen Frauen entwickelt sich ein Schmerzgedächtnis, und man empfindet die Regelschmerzen dann stärker, als sie eigentlich sind.«
Bei mir wurde dann ein Endometrioseherd in der Blasenwand entdeckt.

»Das ist normal. Nehmen Sie doch die Pille, dann haben Sie keine Schmerzen mehr.« Ich probierte die Pille und blutete einen Monat am Stück. Der Kommentar meines Arztes: »Tja, man kann nicht alles haben.«

»Schmerzen auf der Blase? Ganz klar, Sie haben eine Blasenentzündung. Haben junge Frauen ja immer. Hier haben Sie ein Rezept für ein Antibiotikum. Sollte helfen.«
Gut, dass man mir drei Wochen später ein Viertel der Blase entfernt hat ...

»Sie sollten lernen, Ihre Blase zu kontrollieren und nicht Ihre Blase Sie! Blasentraining wäre was für Sie!« Das war die Reaktion, nachdem ich sagte, ich hätte Probleme mit den Nieren. Ein anderes Spital hat dann einen riesigen Endoherd am Harnleiter entdeckt, der mich spätestens im Sommer die Niere gekostet hätte.

»Wurde schon einmal eine Essstörung in Erwägung gezogen? So dünn, wie Sie sind, würde ich das nicht ausschließen, dass Ihre Bauchschmerzen von chronischem Hunger kommen.« Ich bekam eine Überweisung an einen Psychologen. Acht Monate später erhielt ich die Diagnose Endometriose.

»Suchen Sie sich einen stressfreien Job!«

»Bekommen Sie doch einfach ein Kind, dann wird das erst mal besser. Alt genug sind Sie ja.«

»Sie sind 43. Wollten Sie keine Kinder?«– »Doch, wollte ich.« – »Dann wissen Sie ja jetzt, warum Sie keine haben.«

Ich kann ohne IVF keine Kinder bekommen. Ich komme ins Untersuchungszimmer meines Frauenarztes: »Frau XY, ich habe den 3-D-Ultaschall der schwangeren Patientin vor Ihnen mal auf dem großen Monitor gelassen. Dann können Sie sich das wenigstens schon mal ansehen.«

Ich: »Ich habe starke Schmerzen beim Geschlechtsverkehr.«
Antwort: »Dann benutzen Sie Gleitgel.«
Ich: »Aber an der Feuchtigkeit liegt es nicht.«
Antwort: »Dann nehmen Sie ab.«

Hatte mal einen Frauenarzt, der zu meinen Schmerzen beim Geschlechtsverkehr meinte, vielleicht sei ja der Penis meines Mannes zu groß. Ich solle halt nicht so komische Stellungen machen oder mir eben einen anderen Mann suchen.

Zum Thema Schmerzen beim Sex: »Frau XY, machen Sie sich mal locker, einfach mal chillen. Sie haben ja auch einen sehr stressigen Beruf. Sie müssen loslassen.«

»Stellen Sie sich nicht so an! Sie müssen schließlich noch Ihren ehelichen Pflichten nachkommen!«

»Sie können keine Schmerzen haben, Sie wurden doch operiert!«

»Können die Schmerzen von Verwachsungen kommen?«

Arzt: »*Nein, Sie haben keine Verwachsungen, das würde ich sonst auf dem Ultraschall sehen.*«

Drei Monate nach der ersten OP und Riesenzystenentfernung (über elf Zentimeter) mit Teilen vom Eierstock bin ich mit den gleichen Schmerzen wie vor der OP zur Frauenärztin, die genervt meinte: »*Die Unterleibsschmerzen können nicht von der Endo sein.*« *Widerwillig wurde ein Ultraschall gemacht, und siehe da: wieder eine sieben Zentimeter große Schokozyste. Ungläubigkeit und Schock bei der Ärztin.*

Vom Gyn bekam ich eine Überweisung zum Orthopäden, da ich starke Rücken bzw. Hüftschmerzen hatte. Röntgenbild, MRT und bei drei Orthopäden gewesen, alle haben mir versichert, dass es nichts Orthopädisches ist. Ultraschall der Niere war auch gut. Ich sollte es noch mal gynäkologisch abklären lassen. Der Gyn total sauer und mit Widerwillen einen Ultraschall gemacht. »*Da ist nichts zu sehen. Wenn Sie das nächste Mal vorbeikommen, zahlen Sie den Ultraschall selbst. Die Beschwerden sind auf keinen Fall etwas Gynäkologisches. Damit brauchen Sie hier nicht mehr mit anzukommen.*« *Daraufhin habe ich den Gyn gewechselt. Vier Monate später: Entfernung von Gebärmutter und Gebärmutterhals. Harnleiter, Bauchfell, Eierstock befallen und tief infiltrierte Beckenendometriose. 25 Jahre habe ich mich mit Schmerzmitteln über Wasser gehalten, bis ich endlich die Diagnose hatte.*

»*Aber ich kann ihnen doch nicht alle Herde entfernen!*« *Geil, oder? Kann man nicht? Hätte man aber müssen.*
Nach zehn OPs, ich am Ende meiner Kräfte, sagt die Ärztin schon fast genervt: »*Damit müssen Sie sich jetzt abfinden, dass es so ist, oder wollen Sie ständig unters Messer?*«

Bauchspiegelung ja oder nein: »*O.K., es könnte Endometriose sein, aber dafür müsste man eine Bauchspiegelung durchführen. Das ist eine rich-*

tige OP, und deshalb rate ich Ihnen davon ab.« Zu dem Zeitpunkt habe ich mich regelrecht von Schmerzmitteln ernährt und habe bereits seit fast zehn Jahren immer nur dummes Vertrösten gehört.

Mein persönlicher Favorit:

»Das kann gar nicht sein, dass Sie solche Beschwerden haben! Endometriose ist eine REINE Gebärmutterkrankheit! Mit der Blase und dem Darm hat das nichts zu tun!«

ZU RISIKEN UND NEBENWIRKUNGEN FRAGEN SIE IHRE WERBEAGENTUR

Was ich persönlich ja eher ungünstig finde, ist die Tatsache, dass die meisten objektiven, unabhängigen Forschungseinrichtungen in Deutschland, wie die Universitäten, nicht über die finanziellen Mittel verfügen, um groß angelegte Studien zum Thema Hormone durchzuführen. So hieß es zumindest in einem Vortrag über den »Pillenreport 2015«. Es sei die Pharmaindustrie selbst, die über Gelder verfüge und die Studien durchführen ließe. Wie viel Objektivität hat man da zu erwarten?

Mein Eindruck ist, dass die Ärzte in dieser Maschinerie oft als Multiplikatoren dienen. So leitete eine Frauenärztin auf einer Endometrioseveranstaltung ihre Präsentation mit den Worten ein, sie würde für manche Vorträge von der Pharmaindustrie bezahlt. Aber es wäre ja gar nicht so viel. Sie sei also nicht befangen. Anschließend referierte sie darüber, wie toll und vor allem harmlos Hormonpräparate doch seien. Und das Thromboserisiko? Na ja, mein Gott, das sei bei einer Schwangerschaft ja auch erhöht, und die Pille imitiere nun mal eine Schwangerschaft.

Arzt oder Vertreter?

Ich habe es schon erlebt, dass man mir die Hormonspirale empfohlen hat, obwohl der Arzt mich vorher gar nicht untersucht hatte. Noch besser: Ich hatte zu dem Zeitpunkt lange keine Beschwerden mehr! Das »Produkt« wurde mir trotzdem angepriesen: Die Gestagenspirale mache »überhaupt keine Nebenwirkungen«.

Nun, von manchen Anwenderinnen habe ich da anderes gehört. Warum war der Arzt so darauf versessen, mir ein Hormonpräparat schmackhaft zu machen, obwohl ich es zu dem Zeitpunkt augenscheinlich nicht brauchte? Wieso hielt mir eine Frauenärztin den Werbeflyer für eine neue Pille unter die Nase, obwohl ich vorher unmissverständlich mitteilte, dass Hormone für mich nicht mehr infrage kämen?

Die Autoren des »Pillenreports« fanden heraus, dass Pillen der dritten und vierten Generation wesentlich häufiger verordnet werden, obwohl einige der Pillen ein größeres Thromboserisiko aufwiesen als Pillen der ersten und zweiten Generation.

Nehmen wir zum Beispiel die Pille Maxim®. Sie enthält das recht neue Gestagen Dienogest, der einzige Wirkstoff, der offiziell zur Behandlung der Endometriose zugelassen ist. Laut »Pillenreport« fehlen für Dienogest allerdings ausreichende Daten für eine abschließende Bewertung seiner Verträglichkeit. Man kennt das Thromboserisiko dieser Pille noch nicht. Trotzdem war die Maxim® zurzeit des »Pillenreports« die Pille, die am meisten von den Ärzten verordnet wurde. Die Autoren sehen die Gründe dafür in den erfolgreichen Marketingmethoden der Pharmaindustrie.

Nun, wir leben in einer freien Marktwirtschaft. Ich bin nicht so naiv zu glauben, diese werde nur von Sir Lancelots auf weißen Pferden bestritten, die nur zum Wohle der Menschheit handeln. Ich muss jedoch zugeben, dass ich vor meiner Endometriose naiv genug war zu glauben, Ärzte seien Helden in weißen Kitteln, die nur zum Wohle der Patienten handeln. Auch wenn ich solche Ärzte getroffen habe, so wurde mir dieser

Zahn jedoch durch den Großteil meiner Erfahrungen mit der Uterus-Klemmzange gezogen.

Generell würde ich mir vonseiten der Frauenärzte einen etwas kritischeren Umgang mit Hormonen wünschen, sei es bei jungen Mädchen, die sich nach vollerem Haar und schönerer Haut sehnen, oder bei Endometriosepatientinnen, die unter den Nebenwirkungen leiden, zumal Hormone bei Endometriose sowieso keine langfristige Lösung zu sein scheinen. Ein offeneres Ohr für unsere Beschwerden wäre auch nett. Oder werde ich langsam dreist und verlange zu viel?

LIEBE ÄRZTE, LIEBE ÄRZTINNEN!

Wir Endometriosepatientinnen passen nicht immer in Schema F. Nicht immer funktioniert eine Hormonbehandlung so, wie die Werbeversprechen der jeweiligen Präparate hoffen lassen.

Ich weiß, sie versprechen, dass die Herde unter ihnen ruhiggestellt sind und die Patientin wieder über eine Blumenwiese hüpfen kann. Die Realität sieht manchmal anders aus.

Es gibt Frauen, bei denen die Endometriose in den künstlichen Wechseljahren unter GnRH-Analoga wiederkommt.

Es gibt Frauen, die schlimmere Schmerzen haben als je zuvor, trotz Gestagenspirale und zusätzlicher Minipille.

Es gibt Frauen, die empfinden die Nebenwirkungen als mindestens genauso schlimm wie die Endometriose selbst.

Manchmal bringen die Operationen nicht den erhofften Erfolg, und die Beschwerden kommen nach nur wenigen Wochen wieder.

Glaubt uns, dass ist nicht nur für euch frustrierend, sondern vor allem auch für uns selbst. Wir kommen dann nicht in eure Praxis, um euch damit zu är-

gern. Es handelt sich in den seltensten Fällen um Befindlichkeitsstörungen hysterischer Frauen unter Dauerstress. Es ist nicht die Suche nach Aufmerksamkeit, wie sie uns nicht selten unterstellt wird. Ich kenne keine Patientin, der Ultraschall, CT oder MRT wirklich Spaß machen würde oder die sich gerne einer Bauchspiegelung unterzieht.

Wir brauchen keine Aufmerksamkeit – wir brauchen Hilfe!

Ich weiß, es ist auch für euch nicht einfach. Mehr als die bereits verschriebenen Präparate und die Überweisung zur Bauchspiegelung steht euch auch nicht zur Verfügung.

Niemand verlangt von euch, dass ihr für uns zaubert. Aber wenn ihr nicht mehr weiterwisst, dann sagt es! Seid mit uns frustriert, seid mit uns traurig, hört weiter zu, geht alternativmedizinische Möglichkeiten mit uns durch, verweist an Endometriosezentren, an die Endometriose-Vereinigung Deutschland und eventuelle Selbsthilfegruppen vor Ort.

Gebt uns nicht auf!

Und seid bitte eines nicht, denn es ist oft das i-Tüpfelchen, das unser ohnehin angekratztes Selbstwertgefühl noch zum Einsturz bringt:

Seid nicht genervt!

Vielen Dank für die Aufmerksamkeit!

SO WEIT, SO MITTELPRÄCHTIG

VON DISKREPANZEN UND WIDERSPRÜCHEN

Ich werde manchmal gefragt, wieso ich mit dem Bloggen über Endometriose angefangen habe. Dafür gibt es mehrere Gründe: Ich möchte mich mit anderen Betroffenen vernetzen, signalisieren: »Du bist nicht allein!«, und auch selbst spüren, dass ich nicht die einzige bin.

Das Schreiben hilft mir dabei, Dinge zu verarbeiten. Manchmal muss ich auch nur meinen Frust abladen. Denn immer wieder stolpere ich über Diskrepanzen und Widersprüche.

Alles easy!

Ich habe beispielsweise schon mehrere Ärzte sagen hören, dass sie in ihrer Praxis beziehungsweise Klinik die Endometriose gut im Griff hätten. Erst letztens noch sagte eine Klinikärztin zu mir, in gefühlten 90 Prozent der Fälle ließe sich die Erkrankung gut mit OPs und Hormonen managen. Easy peasy. Und auf der anderen Seite gibt es die Ärzte, die einen ganz anderen Ton anschlagen, der sich eher mit meiner Lebenswirklichkeit und dem, was ich in der Selbsthilfearbeit erfahre, deckt.

Dr. Harald Krentel, Chefarzt der Klinik für Frauenheilkunde und Geburtshilfe des St. Anna Hospitals in Herne, schreibt zum Beispiel in der Patientenbroschüre der Endometriose-Vereinigung »Endometriose – Einflüsse und Handlungsoptionen«:

Die schwierige Erkrankung Endometriose. Schwierig zu verstehen, schwierig zu diagnostizieren und schwierig zu therapieren (…) Sie ist eine schwierige Erkrankung, weil wir sie nicht einfach heilen können, sondern weil sie häufig eine Art chronischen Verlauf nimmt und die therapeutischen Ansätze begrenzt sind.

Die Diskrepanz der Aussagen führt nicht selten zum Eindruck, dass mit einem nicht immer offen und ehrlich umgegangen wird und man sich gleich von Dr. No behandeln lassen könnte. Zudem verstärkt es Selbstzweifel: Wenn es bei anderen so gut läuft, was stimmt dann bei mir nicht?

LÜCKEN IN DER KOMMUNIKATION

Mir fällt immer wieder die Diskrepanz in der Kommunikation zwischen Endometriosepatientin und Endometriosepatientin im Vergleich zur Kommunikation zwischen Endometriosepatientin und Arzt auf.

Eine Betroffene, die unter anderem Ernährungsberaterin ist und selbst Patientinnen coacht, sagte in einem Vortrag, unter ihren Klientinnen sei kaum eine Endometriosepatientin, die nicht Anzeichen von Insulinresistenz zeige. Eine Studie, die auf der Website www.endometriosisnews.com vorgestellt wurde, bestätigt ein erhöhtes Diabetesrisiko bei Endometriose. Insulinresistenz ist da häufig der Vorläufer. Zudem verändern Gestagene den Zuckerstoffwechsel. Der Zusammenhang scheint nicht ganz unwahrscheinlich zu sein.

Und dann sitzt man vor einer Endometriosespezialistin, die einen erstaunt anguckt, wenn man »Endometriose« und »Insulinresistenz« in einen Satz packt. »Das ist aber eher Zufall, dass Sie beides haben!« Was ist da los? Warum reden wir so dermaßen aneinander vorbei? Verrennen wir Patientinnen uns in »Überinterpretationen«? Oder sind es die Ärzte, die nicht genau hinschauen und mit Gewalt nur an dem Zahnrad drehen, das mit ihrem Fachgebiet beschriftet ist, bis es sich wieder löst und die restlichen Zahnräder dadurch aus ihren maroden Halterungen geschleudert werden?

Friss oder stirb!

So eine »Gewaltanwendung« habe ich unter den Hormonen empfunden. Eine weitere Diskrepanz: die zwischen der angepriesenen guten Verträglichkeit neuer Präparate und der eigenen Verwandlung zum Schatten seiner selbst unter deren Einfluss.

Von (meist männlichen) Ärzten bekam ich für mein Leiden unter den Nebenwirkungen nie Verständnis entgegengebracht. Ganz im Gegenteil: Ein Arzt machte mir verständlich, dass ich durch das Absetzen der Hormone selbst an meinem Rezidiv schuld sei. »Ihnen fehlt halt jetzt der Schutz. Tja.« So, Schutz wollte er mir bieten. Aber zu welchem Preis? Und schon fühlte ich mich wie in einer Unterredung mit Don Corleone. Nicht selten berichten Patientinnen, dass sie sich bezüglich der Hormone von Ärzten »gedrängt« fühlten.

VERTRAUEN IST GUT, GESUNDHEIT IST BESSER

Für mich besteht ganz klar die Diskrepanz zwischen dem Bedürfnis, sich vertrauensvoll in verantwortungsvolle Hände begeben zu wollen beziehungsweise zu müssen, und einem System, das es einem schwer macht, Vertrauen zu fassen. In der Abhängigkeit von Akteuren, die sich in der Geschichte moralisch nicht gerade mit Ruhm bekleckert haben, fühle ich mich als chronisch kranker Mensch, der in seinem Bestreben nach einer möglichst hohen Lebensqualität trotz der Erkrankung von moralischen Entscheidungen und Handlungen abhängig ist, ohnmächtig und ausgeliefert.

Man muss gar nicht so weit in der Geschichte zurückgehen. »Der Pillen-report 2015« greift einen aktuellen Fall auf: Die Bayer AG hatte durch eine PR-Agentur in Foren fingierte Einträge zur Hormonspirale Mirena® vornehmen lassen, um Meldungen über unerwünschte Wirkungen zu entkräften. (Ja genau, es ist die Spirale, über die mir ein Arzt mal sagte, die mache »gar keine Nebenwirkungen«.) Eine Klage wurde eingereicht, das Verfahren allerdings wieder eingestellt. Die Werbung durch fingierte Laien verstoße nicht gegen das Heilmittelwerbegesetz.

Wäre DAS nicht die Stelle, an der man uns Schutz bieten sollte? Ich weiß, den moralischen Zeigefinger zu erheben ist leicht. Es geht mir viel-mehr darum, darauf hinzuweisen, dass man als Patientin all diese As-pekte bei seiner Entscheidung im Hinterkopf hat, was es nicht gerade einfacher macht. Denn wir wissen letztendlich nicht, was wir unseren Körpern durch die Hormone langfristig antun. Gleichzeitig sind Endo-metriosepatientinnen verzweifelt genug, alles zu tun – dankbare Kundin-nen auf einem undurchsichtigen Markt.

Endometriose stellt mich unterm Strich ganz oft vor die Fragen: Wem kann ich glauben? Wem vertrauen? Mach ich es am Ende nur noch schlimmer? Es hat eine Zeit lang gedauert, aber ich erreichte den Punkt, an dem ich mich nicht mehr fremdbestimmen lassen, sondern zur Ma-nagerin meiner eigenen Erkrankung werden wollte – ja, sogar musste, um nicht unterzugehen. Ich begann damit, nachdem mir eine Ärztin einen sehr wichtigen Tipp gegeben hatte, der alles veränderte.

SEELE AUF HALBMAST

ENDOMETRIOSE UND PSYCHE

Fast zehn Jahre nach meiner großen OP waren sie wieder da, die Endometrioseherde – in ihrer vollen Pracht …

Bevor der Schmerz kam, kündigten sie sich auf eine Art und Weise an, die ich zu dem damaligen Zeitpunkt noch nicht zu deuten wusste: Von heute auf morgen hatte ich auf einmal einen regelrechten Ekel vor rotem Fleisch. Ließ ich in den Grillsaisons vorher nichts aus, würgte es mich nun richtig, wenn ich ein Stück Rindfleisch im Mund hatte oder nur ein Stück Schweinefleisch ansah. Ich erwähnte es, als wir mit einem befreundeten Pärchen essen waren. Unsere Bekannte, die Neurochirurgin ist, sah mich besorgt an und meinte: »Das kenne ich von Krebspatienten.«

Die Symptome ließen dann auch nicht mehr lange auf sich warten. Es waren die heftigsten Schmerzen, die ich je ertragen musste. So oft hatte ich mich noch nie auf dem Boden wälzen müssen. Unabhängig von der Periode. Täglich. Fast ein ganzes Jahr lang. Rückblickend weiß ich gar nicht mehr, wie ich das überhaupt überstanden habe.

Der Schmerz nahm den ganzen Unterleib ein. Auf der rechten Pobacke konnte ich nicht mehr sitzen, hing immer nur halb auf Stühlen und Bänken, musste ständig meine Sitzposition ändern, konnte auch nicht wirklich gut liegen oder lange stehen. Ein bisschen besser wurde es, wenn ich langsam spazieren ging. Wenigstens unsere alte Hündin profitierte von der Situation.

Ich hatte mir zwei Meinungen in Kliniken eingeholt, eine davon ein Endometriosezentrum. Einstimmig sagte man mir, dass man an meinen großflächig voroperierten Bauch nicht mehr ranwolle. Die Risiken seien zu groß. Man operiere erst, wenn ich es wirklich nicht mehr aushalte.

Um ehrlich zu sein, hielt ich es nicht mehr aus. Aber ich schwor mir: Ich lasse mich erst operieren, wenn wirklich Lebensgefahr besteht! Und starke Schmerztabletten? Nach meinen Erfahrungen sagte ich dem Arzt, dass ich es für gefährlich hielt, die Schmerzen zu betäuben, da ich sie beobachten müsse, um einen erneuten Darmverschluss früh genug identifizieren zu können. Der Arzt gab mir in dem Punkt sogar recht. Und wie es sich ja auch später zeigen sollte, war es die richtige Strategie gewesen.

Wenn Fernweh mehr ist als Reiselust

Die Diagnose der Rezidive erhielt ich von der Chefärztin einer Frauenklinik, die auf psychosomatische Gynäkologie spezialisiert ist. Nach der Verkündung der Untersuchungsergebnisse brach ich unter Tränen vor ihr zusammen. Ich hatte Angst, alles noch einmal durchleben zu müssen, noch einmal vier Jahre zu brauchen, um wieder auf die Beine zu kommen.

Die Ärztin stellte mir daraufhin ein paar Fragen zu meiner Biografie. Ich erzählte ihr, dass es in der Zeit zwischen meinem 15. Lebensjahr und der Erstdiagnose mit 29 nur ein einziges Jahr gab, in dem ich schmerzfrei war: das Jahr in Schottland.

Die Ärztin sagte dann etwas zu mir, was mich zwar stutzig machte, gleichzeitig aber auch eine Ahnung in mir berührte. Sie sagte: »Tun Sie mir einen Gefallen: Gehen Sie zu einem Psychologen und finden Sie heraus, warum Sie sich nur weit weg von Familie und Heimat gut fühlen und glücklich sein konnten.«

Ich ging zu einem Psychologen. Ich fand es heraus. Ich erfuhr von meinem Trauma, von dem ich Jahrzehnte nicht wusste, dass es da war.

Das menschliche Gehirn ist erstaunlich! Es beschützt einen und gibt nur frei, was man in dem Moment verkraften kann, und genau in den Portionen, die man gerade noch verdauen kann.

Ein Leben in Hyperaktivität

Ich erhielt Erklärungen für meine Denkmuster, Glaubenssätze und Verhaltensweisen. Alles machte auf einmal Sinn. Das Trauma hatte mir jahrelang im Weg gestanden, mich mit mir selbst zu »verbinden«. Eine meiner Aufgaben war es also, wieder mit meinem Selbst »in Kontakt zu treten« und mich endlich um mich zu »kümmern«.

Bis zu diesem Zeitpunkt war mein Körper für mich etwas, was zu funktionieren hatte. Er war im Wesentlichen dafür da, meinen Kopf zu tragen. Weder hatte ich ihn gut ernährt noch auf seine Hilferufe geachtet. Ich ging mit Fieber zur Arbeit und hielt Situationen trotz Bauchschmerzen und Schwindel aus. Im ständigen Verdrängen gönnte ich ihm keine Ruhe.

Nach der Studienzeit, als ich nicht mehr ständig Freunde und Mitbewohner um mich herum hatte, verfiel ich in eine regelrechte Hyperaktivtät: Arbeiten, Aufräumen, Sortieren, Putzen, Arbeiten – bis zum erschöpften Einschlafen vor dem Fernseher. Man hätte glauben können, ich hätte ADHS.

So lautete meine erste »Hausaufgabe«: »Setzen Sie sich mal fünf Minuten hin und tun Sie mal nichts.«

Von der Erzfeindin zur Verbündeten

Während der Therapie begann ich automatisch, den Schmerz und die Endometriose mit der Zeit umzubewerten. War sie vorher meine Feindin, die ich bekämpfen musste, wurde sie zu einer wichtigen Verbündeten (Freundin ginge mir dann doch zu weit ...), die mir etwas sagen wollte: Sei bei dir! Schau genau hin! Nimm dich wahr! Kümmere dich um dich!

Auf diese »innere Stimme« zu hören ist mit vielen schmerzhaften Erkenntnissen und radikalen Schritten verbunden. Sein altes Ich aufzugeben ist nicht leicht, auch wenn es einem nicht gutgetan hat. Aber wie heißt es so schön: »Es muss wehtun – damit es heilen kann!«

Meine Geschichte ist nur eine von vielen. Es gibt nicht DIE Endometriose. Es gibt nur immer eine Frau mit IHRER Endometriose. Ich bin mittlerweile davon überzeugt, dass unsere Endometriosen immer ganz nah an unsere Biografien und »Themen« geknüpft sind.

Wenn man sich überlegt, dass auch emotionaler Stress die Endometrioseschmerzen triggern kann, ist es auch gar nicht so abwegig. Denn was einen emotional stresst, hängt ja maßgeblich von der individuellen Erfahrung ab. Oder wie der TCM-Arzt Dr. Andreas Kalg in unserem Interview (siehe »Menschen, nicht Krankheiten behandeln«, Seite 170 ff.) zu mir sagt:

»Endometriosefälle faszinieren mich. Es sind auch nicht einfach Fälle für mich, sondern Lebensgeschichten.«

WIE VIEL PSYCHE STECKT IN DER ENDOMETRIOSE?

Die Frage drängt sich auf, inwieweit die Psyche an der Entstehung einer Endometriose beteiligt ist und ob immer ein Trauma dahinterstehen muss, vor allem, weil man weiß, dass etwa körperliche Gewalterfahrung, sexueller Missbrauch oder emotionale Vernachlässigung chronische Schmerzen auslösen können.

Mal wieder muss man sagen, dass zum Thema »Endometriose und Psyche« nur spärlich Untersuchungen vorliegen. Es gibt keine gesicherten Daten, die einen Zusammenhang zwischen Trauma und der Entstehung einer Endometriose belegen würden. Patientinnen sollten hier nicht voreilig stigmatisiert werden. Gleichzeitig sind Psyche und Körper eine Einheit, und man kann sie nicht wirklich getrennt voneinander betrachten. Ein Gynäkologe, der in seiner Arbeit ganzheitlich und homöopathisch ausgerichtet ist, formulierte es mir gegenüber sehr direkt: »Bei Endometriose muss man die Psyche immer mit bearbeiten! Sonst wird das nichts!«

Es ist allerdings nicht so einfach, wie manche Ärzte es einem vermitteln: »Gehen Sie zum Psychologen. Das ist alles nur in Ihrem Kopf!«
Endometriose ist nichts Eingebildetes. Sie ist nicht nur in unseren Köpfen. Die Schmerzen sind real, und es stehen physiologische Vorgänge dahinter, die ernst zu nehmen sind. Sonst müsste ja jede Frau unter Stress und Angst eine schmerzhafte Endometriose entwickeln.

Dr. Martin Sillem erklärt in seinem Buch *Endometriose: gutartig, aber gemein*, dass Endometriose eine »Veranlagung« sei. Als solche kann man sie beim Psychologen nicht einfach wegreden. Die Sache ist wesentlich komplizierter.

Besteht ein Zusammenhang zwischen Traumata und Endometriose?

Dr. Brigitte Leeners schreibt in ihrem Artikel »Psychosomatische Aspekte bei Endometriose« von 2011, Studien wiesen darauf hin, dass traumatische Erlebnisse in Kindheit und Jugend die Entstehung einer Endometriose durch einen ungünstigen Effekt auf das Immunsystem und psycho-neuro-endokrinologische Regulationsprozesse begünstigten.

Wissenschaftler des King's College belegten erst 2015 in einer Studie, dass Kindheitstraumata das Immunsystem dauerhaft verändern können. Misshandelte Kinder wiesen als Erwachsene etwa höhere Entzündungswerte im Körper auf.

Traumatische Geschehnisse in der Vergangenheit von Endometriosepatientinnen spricht auch Frau Dr. Schweizer Arau, Fachärztin für psychotherapeutische Therapie, an. Sie schreibt:

»Sehr häufig haben die Patientinnen in ihrer Kindheit Gewalt- und Alkoholprobleme der Eltern miterlebt und früh Verantwortung entweder als Sündenbock oder Vermittler zwischen streitenden Eltern übernommen. Ein übersteigertes Verantwortungsgefühl und die Neigung zu Perfektionismus sind häufige Folgen.«

Ein traumatisches Erlebnis im Vorfeld der Endometriose muss nicht unbedingt körperlicher Natur sein. Diplompädagogin und Soziotherapeutin Angelika Koppe hat bei ihrer Arbeit mit Endometriosepatientinnen häufige thematische Überschneidungen in den individuellen Biografien beobachtet, die sie in ihrem Buch *Selbstheilung bei Endometriose: nach der Methode Wildwuchs* beschreibt. Beispielsweise erlebten die meisten Frauen mit Endometriose ein bis eineinhalb Jahre vor Beginn der massiven Beschwerden einen gravierenden Verlust, wie etwa den Tod eines geliebten Menschen, eine Trennung oder Jobverlust. Eine weitere häufige Thematik bei Endometriosefrauen sei, dass sie als Mädchen in ihrer Familie nicht erwünscht gewesen wären und sie ein Junge hätten sein sollen oder dass sie gar abgetrieben werden sollten. Auch Krieg und Vertreibung mit der Erfahrung von Entwurzelung und Heimatlosigkeit in der Familiengeschichte von Betroffenen würde häufig eine Rolle spielen. Koppe lässt in ihrem Buch die Endometriose selbst zu Wort kommen: »Ich bin der Teil von dir, der nicht zu Hause sein kann!«

Ich bin nicht froh, dass ich ein Mädchen bin!

Oft wird im Zusammenhang mit der Endometriose die Ablehnung der Geschlechterrolle erwähnt. Die Frauen lehnten ihre Weiblichkeit und als Zeichen dieser die Menstruation ab. Auf psychosomatischer Ebene könne dies die Schmerzen begünstigen.

Lütje und Brandenburg schreiben in ihrem Artikel »Psychosomatische Aspekte der Endometriose« von 2003:

»In der Tat hat die wenige psychosomatische Forschung nachgewiesen, dass Endometriosepatientinnen ein hohes autoaggressives Potenzial haben. Manchmal meint man, dass sie ihre ernsten schmerzlichen Probleme geradezu in sich hineinpumpen.«

1996 wurde an der Universität Kiel eine psychosomatische Studie veröffentlicht. Zwischen Endometriosepatientinnen und Frauen ohne Endometriose fand man folgende Unterschiede: Unter den Endometriosepatientinnen zeigte sich eine hohe Rate an Konflikten mit den Eltern, weniger Interesse der Väter an ihren Töchtern und eine problematische Grundeinstellung zur Sexualität in der Familie. Dies alles seien mögliche Gründe für ein Gefühl der Unsicherheit, wenn es um Geschlechtsidentität und Geschlechterrolle ginge.

FINDE DEINE EMOTIONALEN TRIGGER!

Wie wir sehen, werden Geschlechterrollenkonflikte und traumatische Geschehnisse im Zusammenhang mit Endometriose oft beschrieben. Man kann deshalb aber nicht gleich darauf schließen, dass dies erstens in allen Fällen zutrifft und zweitens für die eigentliche Entstehung der Erkrankung die Schuld trägt.

Prof. Dr. Korell, Leiter der Klinik für Gynäkologie und Geburtshilfe Neuss, ist es in unserem Gespräch (siehe »Endometriose und Partnerschaft«, Seite 193 ff.) sehr wichtig zu betonen, dass bei Endometriose nicht unbedingt ein Trauma vorliegen müsse. Denn es gebe ja auch traumatisierte Patientinnen ohne Endometriose. Die Psyche spiele keine ursächliche Rolle wie etwa die Genetik und das Immunsystem, sie wirke aber durchaus verstärkend.

Ich persönlich halte es für wichtig, als Endometriosepatientin die eigenen emotionalen Trigger zu kennen, um auch in diesem Bereich handlungsfähig sein zu können, soweit es jedenfalls möglich ist. Vielleicht gibt es innere Konflikte oder verdrängte Problematiken, negative Denkmuster und Glaubenssätze, die einem nicht bewusst sind. »Achtsamkeit« ist in diesem Zusammenhang ein wichtiges Stichwort. »Was stresst mich?«,

»In welchen Situationen werden die Schmerzen ausgelöst?«, das sind Fragen, die man sich selbst beantworten können sollte.

Wer kennt sich schon?

Achtsamkeitstraining, Yoga oder Meditation, biografisches Schreiben, Supervision oder Coaching können hierbei Wege sein. Vielleicht helfen mancher Betroffenen ja bereits intensive Gespräche mit Freunden. Da muss jede ihren eigenen Weg finden.

Ich persönlich hatte durch mein Trauma keinen Zugang zu meinen Gefühlen und meinen emotionalen Triggern. Ich wusste zum Beispiel nichts von meiner Wut, weil sie sich als Angst zeigte. Das musste mir jemand erst »decodieren«. Daher war die Therapie für mich der richtige Weg.

Ich möchte hier auch dafür plädieren, das Tabu und das Negative, das beim Wort »Psychotherapie« mitschwingt, zu durchbrechen. Ich habe nichts erlebt, was auch nur im Entferntesten an *Einer flog übers Kuckucks-nest* erinnerte. In Gesprächen erfuhr ich ein intensives Lebenscoaching und erhielt wichtige Denkanstöße. Klug gestellte Fragen führten dazu, dass ich die Perspektive änderte. Im Grunde würde ich es jedem empfehlen. Wer kennt sich schon?

Schrei nach Freiheit?

Ich interpretiere meine Symptomfreiheit in Schottland trotz katastrophaler Ernährung (Burger, Fritten, Süßigkeiten) und Lebensweise (viel Party, viel Arbeit, kaum Schlaf) so, dass ich damals – ohne es zu wissen – die bedeutendsten Trigger für mich ausgeschaltet hatte, die ihren Ursprung in meinem Fall nun mal in Heimat und Familie haben. Daher war die Aussicht, nach Schottland auszuwandern, für mich so wichtig gewesen: Ich war unbewusst zu der Überzeugung gelangt, dass ich nur dort gesund sein könne.

»Freiheit« scheint generell ein wichtiges Stichwort im Zusammenhang mit der Endometriose zu sein. Prof. Dr. Daniela Hornung, Chefärztin der Klinik für Gynäkologie und Geburtshilfe in Karlsruhe, berichtet im Magazin *Focus* zum Thema Endometriose bei Menschenaffen:

»Eine Untersuchung hat gezeigt, dass in freier Wildbahn nur etwa drei Prozent der Affen Endometriose haben. Sperrt man sie ein und versetzt sie somit in eine Stresssituation, steigt das Risiko nach einem Jahr auf 80 Prozent.«

Ich denke, dass ähnliche Mechanismen bei uns Menschen greifen, nur dass der Freiheitsbegriff durch unser Bewusstsein wesentlich abstrakter ausfallen kann. Eine wichtige Frage scheint auf allen Ebenen zu sein: »Was hält uns gefangen?«

VON PRIMÄR- UND SEKUNDÄREMOTIONEN

Ich möchte euch ein »Instrument« an die Hand geben, das mir persönlich immer wieder hilft, mich von einem bedeutenden emotionalen Trigger zu befreien: dem Druck, es allen recht machen zu wollen.

Laut einer Emotionstheorie gibt es die sogenannte Primär- und die Sekundäremotion. Ich möchte sie anhand einer banalen Alltagssituation erklären:

Ich stehe an der Supermarktkasse und habe vergessen, das Obst abzuwiegen. Die Kassiererin muss das für mich übernehmen und geht schnell weg. Was löst das in dem Menschen hinter mir aus? Die Primäremotion ist immer neutral: »Oh, sie hat vergessen, das Obst abzuwiegen.« Jetzt kann hinter mir entweder jemand stehen, dessen Sekundäremotion gelassen ist: »Ist mir auch schon passiert«, oder jemand, der eher wütend reagiert: »Wie kann man nur so blöd sein! Das weiß man nun doch, dass man das selbst abwiegen muss. Jetzt muss ich hier warten«.

Der Punkt ist: Nicht meine Handlung löst die Sekundäremotion bei der Person hinter mir aus, sonst müsste es ja immer dieselbe sein. Der

Auslöser ist vielmehr das Innenleben der jeweiligen Person, auf das ich keinen Einfluss habe.

Man kann dieses Denkmodell auf sehr viele Situationen übertragen, und man stellt fest: In den seltensten Fällen ist unsere Handlung oder das, was wir sagen oder wer wir sind, dafür verantwortlich, was eine spezifische Reaktion beim Gegenüber auslöst. Oder wie heißt es so schön: Was andere über dich denken, geht dich nichts an! Die Meinung anderer über dich sagt viel mehr über deren Innenleben als über dich selbst aus.

Noch mal anders formuliert: Wenn du es jemandem nicht recht machen kannst, hat es nichts mit dir zu tun. Also versuche es erst gar nicht!

Sich von Erwartungen befreien

Die Kunst ist es, dieses Denkmodell auch auf Bekannte, Freunde, den Partner und die Familie zu übertragen. Man wird erkennen, dass man in den meisten Fällen weder für deren Glück noch für deren Enttäuschungen im eigentlichen Sinne »verantwortlich« ist.

Warum ist diese Erkenntnis so wichtig?

Mit Endometriose hat man oft ein schlechtes Gewissen dafür, dass man auf der Arbeit oder in der Schule nicht die volle Leistung bringen kann, dass man Verabredungen wiederholt absagen und Freunde und Familie dadurch ständig »hängen lässt« und »verletzt«, dass man in Beziehungen nicht so viel »investieren« kann. Man empfindet sich mit seiner Erkrankung als Grund für ständige Enttäuschung. Das wiederum führt zu emotionalem Stress, der die Schmerzen verstärken kann. Diese Spirale geht ganz schnell nach unten.

Das Modell der Primär- und Sekundäremotion zeigt, dass wir die Enttäuschung im anderen nicht wirklich auslösen. An unserer Erkrankung können wir nur sehr bedingt etwas ändern, zumal in akuten Situationen. Unsere Handlungsfähigkeit sollte daher gar nicht erst darauf ausgerichtet sein, »enttäuschendes Verhalten« zu unterlassen – sprich zu

»funktionieren« –, sondern darauf, uns innerlich besser abzugrenzen. Das macht uns am Ende nicht zum Liebling der Nation, aber nachdem man die Mechanismen der Emotionsbildung erkannt hat, ist das einem auch herrlich egal!

Nein sagen!

Ich habe erkannt, dass ich oft über meine Grenzen gegangen bin, aus Angst, die Erwartungen sonst nicht erfüllen zu können. Erst nachdem ich mich von dem Druck der Erwartungshaltungen befreit hatte, konnte ich mich nun langsam ohne schlechtes Gewissen daranmachen, mich an erste Stelle zu setzen und mich um mich kümmern.

Diese Veränderung gelingt nicht von heute auf morgen. Es sind kleine Schritte, die einem immer besser gelingen. Mittlerweile kann ich etwas, das ich mein halbes Leben nicht konnte: Nein sagen!

Anders als früher bekomme ich auch keine Schmerzen mehr im Streit. Es gelingt mir tatsächlich, mich innerlich besser abzugrenzen.

Es gibt aber auch andere »Instrumente«, die einen zu seinen Themen führen und emotionale Trigger aufzeigen können. Wer mit dem Denkmodell der Primär- und Sekundäremotionen nichts anfangen kann, für den ist vielleicht die folgende Methode etwas.

Die Vorahnung

Bevor ich euch diese Geschichte erzähle, muss ich etwas vorwegschicken: Mit Esoterik habe ich nichts am Hut! Sobald mir jemand Sachen erzählt wie »Meine tote Katze pinkelt Hinweise ins Streu, der Nachbarshund sei der Leibhaftige auf Pfoten!«, bin ich aus der Nummer raus. Ich glaube weder an Geister noch an Funksprüche von Außerirdischen. An Jedi-Ritter würde ich gerne glauben, das ist aber ein anderes Thema.

Es war drei Monate vor meiner Operation. Mir ging es noch prächtig. Weder Schmerz noch sonst irgendeine körperliche Beeinträchtigung zeigten sich. Ich fühlte mich fit und agil, hatte nur ein wenig abgenommen. So stand ich eines Morgens in meiner WG unter der Dusche. Ein ganz normaler Morgen. Ich schaute auf meinen Bauch, und plötzlich passierte etwas Seltsames: In dem Bruchteil einer Sekunde blitzte das Bild meiner Eierstöcke vor meinem geistigen Auge auf. Ich weiß, es klingt bekloppt. Aber es war so.

Was war da passiert? Um ehrlich zu sein, ich weiß es nicht. Ich glaube aber, dass Organe und Hirn fortlaufend miteinander kommunizieren. Während wir Einkäufe erledigen, die Buchhaltung machen oder Bekannte treffen, werden lange, bevor wir etwas merken, Informationen hin- und hergeschickt:

»Achtung, aufflammende Entzündung am rechten Ovar!« – »Mayday! Einsetzende Wucherung im Douglas-Raum!«

Was mein Körper schon wusste, ist mir ganz kurz ins Bewusstsein geschossen. In einer wahnsinnig stressigen Zeit passierte es in einem Moment des Innehaltens. Obwohl es mir da noch gut ging, habe ich danach nicht daran gezweifelt, dass nach meinem Abschluss erst einmal eine harte Zeit im Krankenhaus auf mich warten und ich an den Eierstöcken operiert werden würde. Ich wusste nur noch nicht, wieso. Zwei Monate später setzten die Symptome ein.

DIE METHODE WILDWUCHS

Zu Beginn unseres Gesprächs erzähle ich Angelika Koppe diese Geschichte. Sie ist die Autorin des Buches: *Selbstheilung bei Endometriose nach der Methode Wildwuchs.*

»Ein wunderbares Beispiel dafür, wie der Körper mit uns kommuniziert«, sagt sie. »Im Grunde ist Ihnen passiert, was wir mit der Methode

Wildwuchs unter Anleitung herbeiführen. Denn diese Fähigkeit hat jeder.«

Bei der Methode Wildwuchs geht es um Visualisierungsarbeit im Kontakt mit dem Körper. Man begibt sich auf eine Art Körperreise. Innere Bilder zeigen, wo die krankhaften Veränderungen liegen. Es sei immer wieder erstaunlich, sagt mir Angelika Koppe, dass die Patientinnen dabei oft »biologisch korrekte Bilder« sähen, wie man es nachher bei der Operation vorfindet.

In ihrem Buch ist etwa das Beispiel einer Frau aufgeführt, die bei ihrer Körperreise einen Stern auf ihrem Eierstock sah. Im Ultraschall zeigte sich später eine sternenförmige Endometrioseläsion.

Eine andere Patientin in dem Buch schildert, wie die Methode Wildwuchs ihre Entscheidung zur OP erleichterte, nachdem sie gesehen hatte, was für ein »Chaos« in ihrem Bauch herrschte.

Wenn die Gebärmutter ins Plaudern gerät

Bei der Methode Wildwuchs tritt man in eine Art Gespräch mit seinem Körper, mit Organen, Gelenken und Knochen, die einem mitteilen, was zur Heilung nötig ist:

»Es geht um körperförderliche Prozesse. Dafür wird dieser Kontakt gebraucht. Es ist wie eine innere Berührung«, erklärt mir Angelika Koppe. Eine Vorstellung könne körperliche Reaktionen hervorrufen. Wenn man sich zum Beispiel vorstelle, in eine Zitrone zu beißen, beginne automatisch der Speichelfluss. Nach diesem Prinzip könne man heilsame Bilder für sich entwickeln, die wohltuende körperliche Reaktionen hervorriefen.

»Die inneren Bilder zeigen das, was man auch selbst lösen kann. Sie zeigen das, was im Selbsthilfekontext machbar ist«, erläutert Angelika Koppe. Wenn die Patientin das Bild einer Mauer um ihre Gebärmutter beispielsweise so deutet, dass diese sich mehr Licht wünscht, kann der nächste Schritt, den man im Alltag umsetzen kann, etwa häufigere

Aufenthalte im Freien sein. Man kann mehr spazieren gehen, sich mehr bewegen.

Es geht darum, selbst herauszufinden, was der Körper für die Stärkung seiner Vitalität braucht, und seine eigenen Kräfte und Ressourcen zu entdecken. So entwickelt man ein selbstbestimmtes Verhalten und tritt immer mehr aus einem Ohnmachtsgefühl heraus.

Innere Bilder sind Wegweiser

Ich begreife im Lauf des Gesprächs, das »innere Bilder« ein weiter gefasster Begriff ist, als ich vorher glaubte: Es geht einmal um die Bilder, die wir von unserem Körperinneren wahrnehmen, wie es gerade in ihm aussieht, aber auch um die Bilder, die vor unserem geistigen Auge in der Kommunikation mit dem Körper entstehen, die Veränderung anzeigen. Beispielsweise begibt man sich auf eine Reise zu seiner Wirbelsäule und sieht, wie diese sich Wirbel für Wirbel aufrichtet. Die Botschaft lautet hier: »Richte dich auf! Nimm dich ernst!«

Unser Körper kommuniziert aber auch außerhalb der Körperreise mit inneren Bildern. Beispielsweise bekam eine Patientin die Aufgabe, ihrem Chef gegenüber auch mal »Nein« zu sagen. Sie schaffte es nicht und hatte sofort das innere Bild vor Augen, wie sie als kleines Mädchen vor ihrem Vater stand. »In dem Fall können die Bilder ein Anzeichen für ein tiefer liegendes Problem sein, dem man in einer Psychotherapie auf den Grund gehen sollte«, sagt Angelika Koppe. Die Methode Wildwuchs ersetze eine Therapie nicht, würde aber durchaus von manchen Therapeuten in eine Psychotherapie integriert.

Der Körper als Garten

Die Methode Wildwuchs sieht den Körper als Garten, in dem alles in Abhängigkeit voneinander wächst – und wir sind die Gärtner. Angelika Koppe schreibt in ihrem Buch:

»In unserem Denkmodell vom Körpergarten erscheint eine Krankheit als kreativer Akt, denn das Erschaffen eines Ausgleichs ist – neutral betrachtet – ein lebendiger Akt.« Das Verhältnis zum Körper ändere sich. Man schließe mit ihm Frieden und entwickelte ein anderes Verhältnis zur Erkrankung. »Die Bilder sind wahr, direkt und konzentriert«, meint Angelika Koppe: »Nimm dir Zeit! Sieh hin! Das ist gesundheitsförderlich.«

Ich sage ihr, dass ich seit meinem Erlebnis in der Dusche solche inneren Bilder eher blockiert hätte, da es mir auch gleichzeitig Angst gemacht hatte. Diese Angst kenne sie von vielen Endometriosepatientinnen, sagt Angelika Koppe. Es sei die Angst, etwas Furchtbares sehen

DIE FACETTEN EINES BERGKRISTALLS

Angelika Koppe hat mithilfe der inneren Bilder konsequent an sich gearbeitet und alte Glaubenssätze, die sie in der Visualisierungsarbeit aufdeckte, über Bord geworfen.

»Der wirkliche Teil eines Selbstheilungsprozesse ist: Was muss ich aufgeben?«, sagt sie. »Es erfordert Mut, etwa einen Teil seiner Identität aufzugeben. Früher war ich immer nur ›die nette Angelika‹. Diese musste ich gehen lassen und mehr Facetten von mir zulassen.«

Sie erklärt mir ein Denkmodell, das Arbeitsgrundlage der Methode Wildwuchs ist: »Wir sind wie Bergkristalle mit vielen Facetten. Jetzt hat man vielleicht ein Trauma und fühlt einen Anteil nicht. Diese Facette ist stillgelegt. Aber beim Bergkristall sollen alle Facetten ausstrahlen dürfen. Unsere Aufgabe ist es, die Facetten blank zu putzen. Wir haben immer verschiedene Stimmen in uns. Eine sagt etwa: Ich will Mutter werden! Eine andere sagt gleichzeitig: Ich werde eine schlechte Mutter sein! Welche meldet sich gerade? Sie sagt: Schau mich an!« Dieser Teil will bearbeitet werden.

zu müssen. »Aber die innere Bilder überfordern nicht, sondern sind so, wie man es vertragen kann«, erläutert sie. »Das Körperwissen ist freundlich und zeigt, was man verkraftet. Die Begleitung macht sicher, dass diese Ebene beibehalten wird und es nicht zu schnell geht. Sie gibt Anleitung zur Kommunikation. Selbstheilungsarbeit macht man nicht allein.« Sie selbst habe die Angst dadurch überwunden, dass der Druck, sonst die Hormone wieder nehmen zu müssen, am Ende zu groß war.

Mut, sich selbst zu leben

Ihre Ausführung erinnert mich an einen Text, den ich mal gelesen hatte, in dem es in etwa hieß: »Gesundheit ist nicht das Ausbleiben von Krankheit. Gesundheit bedeutet, Ganzheit zu erlangen.«

Angelika Koppe sagt: »Ich kann nicht die Garantie geben, dass die Schmerzen weggehen. Ich sage nicht, macht genau das, was ich gemacht habe, dann werdet ihr gesund.« Ihr ist es wichtig, beim Selbstheilungsweg nicht die Grenzen des Machbaren für uns Menschen aus den Augen zu verlieren und letztendlich unser Eingebundensein in einen Kosmos, in dem höhere Kräfte walten, zu akzeptieren.

Sie erzählt mir von einer Krebspatientin aus ihrer Praxis. Sie ist am Ende ihrem Krebsleiden erlegen, aber die Methode Wildwuchs hätte ihr bis dahin eine neue Lebensqualität eröffnet. Sie hatte vorher immer das Gefühl gehabt, nicht richtig zu leben. Durch die inneren Bilder habe sie völlig neue Seiten an sich entdeckt, sei zum Beispiel in knalligen Farben und mit bunten Kopftüchern gekleidet bei einem eher konservativen Arbeitgeber aufgetreten, was sie sich früher nie getraut hätte.

Mut, sich selbst zu leben, das sei Selbstheilung.

Die Methode Wildwuchs trage zur Patientenkompetenz bei und schaffe Raum für positive Veränderungen, sagt Angelika Koppe. Die Nachfrage nach dem vierwöchigen Gesundheitstraining ist mittlerweile so groß, dass sie Beraterinnen in ganz Europa ausbildet. Sie selbst bietet es auch im Rahmen einer Online-Beratung an und hat daneben einen YouTube-Kanal mit dem Titel »Reden Sie doch mal mit Ihrem Körper« gestartet, damit auch junge Leute von der Methode profitieren.

DIE ENDOMETRIOSE HAUT AUF DIE PSYCHE

Ich rede mit Nicole von Hoerschelmann. Die diplomierte Psychologin, systemische Therapeutin und Heilpraktikerin für Psychotherapie ist selbst Betroffene und hat ihren Selbstheilungsweg in ihrem Buch: *Endometriose – Schmerzfrei durch optimale Ernährung und einen gesundheitsfördernden Umgang mit Stress* beschrieben. Jahrelang war sie für den Vorstand und in der Beratung der Endometriose-Vereinigung Deutschland tätig und hat sich mit vielen Lebensgeschichten von Endometriosepatientinnen auseinandergesetzt.

Im Verlauf unseres Gesprächs betont sie vor allem, welche Auswirkungen die Endometriose auf die Psyche haben kann: »Endometriose traumatisiert ihrerseits mehrfach: die Schmerzen, das Ausgeliefertsein bei Untersuchungen – durch meist männliche Ärzte –, die OPs, der unerfüllte Kinderwunsch. Die Lebensplanung wird völlig umgeschmissen. Man erlebt materielle Einbußen und existenzielle Ängste. Es geht nicht von heute auf morgen, dies alles zu akzeptieren und auf den Gedanken zu kommen: Ich hole etwas anderes aus meinem Leben heraus!«

Picknick in Stockholm

Frau von Hoerschelmann spricht ein bei mir ganz sensibles Thema an: »Endometriose hat viel mit Trauer und Verlust zu tun. Auch die Trauer um die eigene Unbeschwertheit und Mobilität. Man muss ein neues Bild von sich aufbauen.«

Ich kann Frau von Hoerschelmann nur zustimmen:

Die Endometriose schießt einem die Persönlichkeit unterm Hintern weg! Sie hat mir aufgezeigt, wie sehr Gesundheit und Identität miteinander verwoben sind. Ich war die, die immer hart arbeitete. Ich war die, die Uni, Jobs und Freundschaften gut jonglieren konnte. Ich war die, die immer unabhängig war. Ich war die, die immer wild tanzte. Ich war die, die spontan mit ihrer besten Freundin nach Stockholm flog und mit Käse und Knäckebrot vorm Wasa-Museum picknickte.

Es ist mir schon klar, dass man seine Verhaltensweisen mit dem Alter sowieso ändert. Aber das ist der Punkt: Ich war das alles mit 28, und mit 29 war ich es schon nicht mehr. Oder wie eine Ärztin mal zu mir sagte: »Ihnen ist passiert, was uns allen passiert. Sie mussten sich Dingen stellen, denen wir uns alle im Leben stellen müssen. Ihnen ist es nur leider viel zu früh passiert.«

Die Frauen brauchen bessere Beratung

Die Persönlichkeit verändert sich allein schon durch den Schmerz. Von Hoerschelmann: »Jede Frau mit Endometriose, die phasenweise oder ständig Schmerzen hat, ist eine chronische Schmerzpatientin. Schmerz ist ein Stressfaktor. Wenn wir Schmerzen haben, dann denken wir anders, fühlen anders und handeln anders. Als Endometriosepatientin steht man im Grunde unter Dauerstress. Es entwickelt sich Angst vor den Schmerzen. Das wirkt sich auf unsere Psyche aus.«

In ihrer Beratungsarbeit hat die Psychologin oft erlebt, dass viele Patientinnen davon ausgegangen waren, dass die Endometriose nach OP und Hormontherapie weg ist, und mussten dann eine böse Überraschung erleben. »Man entwickelt mit der Zeit ein Misstrauen den Ärzten gegenüber, nicht alles wird einem gesagt. Es ist nötig, dass die Frauen besser beraten werden.«

Dann spricht sie ein Muster an, das ich von mir nur zu gut kenne: »In der Beratungstätigkeit habe ich immer nach dem Stresslevel gefragt, ob es zusätzliche Belastungen privater oder beruflicher Natur gibt.

Endometriosepatientinnen tendieren oft dazu, über die eigene Grenze hinauszugehen, und können sich nur schlecht abgrenzen. Sie wollen es allen recht machen. Es ist wichtig zu vermitteln: Man sollte das Funktionieren nicht als oberstes Ziel setzen, sondern das eigene Wohlbefinden!«

Beim Kämpfen verliert man zu viel Kraft

Wie ihr Buchtitel schon verrät, waren für Nicole von Hoerschelmanns Selbstheilungsweg die Ernährungsumstellung und ein anderer Umgang mit Stress besonders wichtig.

Dieser Weg begann, als sie las, dass 80 Prozent der Endometriosepatientinnen vom Verzicht auf Weizen profitierten. Sie probierte es aus. Außerdem reduzierte sie Zucker, Fleisch und Kaffee und achtete darauf, den Körper mit allen notwendigen Spurenelementen und Vitaminen zu versorgen. Die Schmerzsymptomatik verbesserte sich innerhalb von wenigen Wochen.

Sie erzählt mir, dass sie zudem gelernt hätte, sich abzugrenzen: »Ich habe insgesamt gelernt, besser für mich zu sorgen, Nein zu sagen, zum Beispiel auch mal nicht ans Telefon zu gehen, wenn ich mich nicht danach fühle.« Außerdem hat sich ihr Blick auf die Endometriose ebenso verändert wie bei mir: »Ich habe die Endometriose mit der Zeit umbewertet als meine wohlwollende Begleiterin. Einen Feind zu bekämpfen kostet viel Kraft.«

Sich Zeit zu geben, mit sich selbst nachsichtig zu sein, auch das gehört zur Selbstheilung dazu. Niemand kann von uns erwarten, dass wir unsere Träume und Hoffnungen von heute auf morgen aufgeben und vergessen.

Nicole von Hoerschelmann hat der unerfüllte Kinderwunsch lange beschäftigt: »Ich habe mich viele Jahre gefragt: Was kann ich tun, damit diese ungewollte Kinderlosigkeit nicht mehr wehtut? Auch wenn es abgedroschen klingt, aber Zeit heilt alle Wunden. Es hat nachgelassen. Irgendwann tut es nicht mehr weh. Man lernt, damit umzugehen.«

Auf Zeichen von Depression achten

Ihr ist es besonders wichtig, Endometriosepatientinnen darauf hinzu-weisen, bei sich auf Zeichen von Depressionen zu achten, um notwendi-ge Schritte früh genug einleiten zu können:

»Die starken Schmerzen erschöpfen, machen uns traurig, mutlos und kraftlos, und wir ziehen uns von anderen zurück. Das können Signale einer Depression sein. Die sind ernst zu nehmen, weil sie wiederum das Empfinden der Schmerzen verschlimmern. Es ist ein Teufelskreis. Man sollte sich selbst kritisch fragen, ob sich diese Symptome häufig zeigen. Dann ist es wichtig, sich an den Hausarzt zu wenden. Bei diagnosti-zierter Depression hilft Psychotherapie oder auch ein Antidepressivum, das zudem auch die Schmerzen lindern kann. Zu viele Frauen gestehen sich das nicht ein. Aber ein trauriger und/oder ängstlicher, beunruhig-ter Zustand verschlimmert die Endometriose eher noch. Dann kann die Spirale ganz schnell nach unten gehen. Eine professionelle Begleitung ist da sinnvoll.«

WENN MAN DENKT, ES GEHT NICHT MEHR

Depressionen und Angststörungen bei Endometriosepatientinnen sind in der Tat nicht selten. Prof. Dr. Schweppe bezifferte es bei einem Vor-trag:

40 Prozent aller Endometriosepatientinnen litten an Depressionen, 25 Prozent an Angsterkrankungen. Eine Studie, die im *Journal of Psycho-somatic Obstetrics & Gynecology* veröffentlicht wurde, hat interessanter-weise gezeigt, dass Endometrioseschmerzen, die nur während der Mens-truation auftreten, die Lebensqualität nur körperlich beeinträchtigten, wohingegen Depressionen und Angststörungen vor allem bei Frauen aufträten, die Endometrioseschmerzen auch unabhängig von der Peri-ode hätten.

Die Entstehung von Depressionen bei Endometriose verwundert wenig, wenn man bedenkt, dass sie ihren Ursprung nicht allein in der Psyche haben, sondern auch von Entzündungen im Körper herrühren können, wie man mittlerweile weiß. Zytokine hemmen die Produktion von Serotonin. Und ein Serotoninmangel kann Depressionen auslösen. Bei Endometriose kommen somit oftmals negative psychische und körperliche Faktoren zusammen. Genauso wenig wie man sich dafür schämen muss, sich eine Grippe eingefangen zu haben, sollte man sich dafür schämen, an einer Depression zu erkranken. Es ist eine Stoffwechselerkrankung, die nicht einfach damit behoben ist, vorm Einschlafen an einen Sonnenuntergang in der Karibik zu denken. Depressionen sind kein Zeichen von Versagen!

Die Gesundheitsökonomin Dr. Iris Brandes von der Medizinischen Hochschule Hannover fand in einer Studie heraus, dass Endometriose die Lebensqualität von Frauen oftmals mehr beeinträchtige als andere Erkrankungen wie Rheuma oder Krebs.

An anderer Stelle habe ich schon versucht, die Gründe dafür zu erörtern. Ich möchte etwas ansprechen, was – wie so vieles um die Endometriose herum – oft verschwiegen und tabuisiert wird: Endometriose und Selbstmord.

Die Hoffnung nicht aufgeben!

Ja, es gibt sie, die Fälle, in denen Frauen beziehungsweise junge Mädchen aufgeben. Fälle, in denen Betroffene ihre Schmerzen und ihre Depression nicht mehr aushalten.

Nach einer Umfrage von Endometriosis UK sind es 25 Prozent der Frauen mit Endometriose, die an Selbstmord denken oder schon einmal daran gedacht haben. Daher ist Aufklärung so wichtig! Darum ist es so wichtig, Dinge anzusprechen und beim Namen zu nennen! Betroffene sollten sich an jemanden wenden können, ohne bewertet und verurteilt zu werden und erst recht nicht mit dem Spruch »Stell dich nicht so an!« abgekanzelt zu werden!

Ich kenne sie, die düsteren Gedanken. Ich habe nie an aktiven Selbstmord gedacht. Ironischerweise aus Angst vor Schmerzen. Aber vor meiner letzten OP, als ich unter unmenschlichen Schmerzen und den unangenehmen Symptomen eines weit fortgeschrittenen Darmverschlusses einen achtstündigen Untersuchungsmarathon über mich ergehen lassen musste, da dachte ich völlig erschöpft: »Lasst mich bitte einfach nicht mehr aufwachen! Dann ist der ganze Albtraum endlich vorbei! Die Qualen, die fiesen Untersuchungen, die Angst, das immer wieder Anlaufnehmen. Ich will nicht mehr! Und ich will der Welt nichts mehr beweisen müssen!«

Nun, ich bin wieder aufgewacht. Und ich bin froh darüber! Ich habe die Psychotherapie nach der OP zu Ende gebracht. Ich kann nur jeder Endometriosepatientin raten, sich an einen Psychotherapeuten zu wenden, sobald quälende Gedanken auftreten!

Es ist für manche in der aktuellen Situation vielleicht ein schwacher Trost, aber:

Die Schmerzen werden nicht immer so bleiben, wie sie gerade sind!

Das Leben wird nicht so bleiben, wie es gerade ist!

Ein gesunder Umgang mit einer Krankheit

Durch die Bearbeitung meiner psychischen Themen habe ich die Schmerzgrenzen für manche emotionalen Trigger verschoben und bin mit mir selbst viel nachsichtiger geworden.

Ich habe akzeptiert, dass ich Endometriose habe und dass sie und ihre Folgen mich bis zum Ende begleiten werden. Es ist immer noch nicht alles »Regenbögen und Einhörner«. Natürlich zieht es mich an manchen Tagen noch runter. Natürlich habe ich Angst.

Aber mittlerweile ist es so, dass in der anderen Waagschale zum Ausgleich viel mehr drin ist als früher: Ich hole aus den glücklichen Momenten tatsächlich mehr raus. Vor allem entscheide ich selbst mehr für mich. Ich begebe mich immer weniger in Situationen, die mich stressen, umgebe mich nicht mehr mit Menschen, die mir nicht guttun, und ich mache nichts mit, was die Ärzte mir empfehlen, wovon ich nicht wirklich überzeugt bin.

Ich stelle mich heute an erste Stelle, ohne es als »Egoismus« zu sehen und ein schlechtes Gewissen dafür zu haben, wie es jahrelang der Fall war.

Lütje und Brandenburg drücken es in ihrem Artikel wie folgt aus:

»Die Bewältigung der Endometriose ist ein gutes Beispiel für eine der vielversprechendsten Gesundheitsdefinitionen: Gesundheit ist die Fähigkeit, mit Störungen zu leben.«

»WARUM LÄSST DU DIR NICHT EINFACH DIE GEBÄRMUTTER ENTFERNEN?« – ENDOMETRIOSE-MYTHEN

- Endometriose ist Gebärmutterschleimhaut, nur außerhalb der Gebärmutter.
- Endometriose kommt nur im kleinen Becken in und um die der Gebärmutter vor.
- Endometriose ist eine seltene Erkrankung.
- Endometriose betrifft ausschließlich Frauen nach der ersten Regelblutung und vor den Wechseljahren.
- Mit Endometriose ist man immer automatisch unfruchtbar.
- Jede Frau mit Endometriose hat Schmerzen.
- Endometrioseschmerzen zeigen sich immer nur während der Periode.
- Eine Gebärmutterentfernung heilt die Endometriose.
- Eine Schwangerschaft heilt Endometriose.
- Hormone heilen die Endometriose.
- Tampons begünstigen Endometriose.
- Geschlechtsverkehr während der Periode begünstigt Endometriose.

ERNÄHRUNG, ENTSPANNUNG, BEWEGUNG

ENDOMETRIOSE GANZHEITLICH GESEHEN

Ich finde es besonders schön, wenn Patientinnen von ihren Erfolgen auf ganzheitlichen und alternativen Wegen berichten. Es macht Mut und gibt Hoffnung. Gleichzeitig muss man sagen, dass so unterschiedlich die Endometriosegeschichten sind, die Erfolge ebenso individuell ausfallen.

Es gibt nicht die »Endometrioseformel«. Es ist nicht so, dass eine von uns schon mal vorgegangen ist, und wir anderen müssen nur noch ihren ernährungstechnischen, alternativmedizinischen Fußstapfen folgen. Wir kommen nicht drumherum, selbst herausfinden zu müssen, was uns guttut.

Kalter Croissantentzug

Nicole von Hoerschelmann hatte es erwähnt: Etwa 80 Prozent der Endometriosepatientinnen profitierten von Weizenentzug. Ich bin eine davon. In meiner schlimmsten Endometriosephase, als ich täglich von den Schmerzen getackelt wurde und Maßnahmen wie die Progesteronsalbe, Säure-Basen-Ausgleich durch Milchsäuretabletten, Magnesium und

Omega-3-Kapseln keine Verbesserung brachten, ging ich in den kalten Weizenentzug.

Die ersten zwei Wochen waren die Hölle! Ich entwickelte Symptome, die sich laut Dr. Google als richtige Entzugserscheinungen herausstellten: Kopfschmerzen, Herzrasen, Schwäche. Ich schaffte es nicht mal mehr, zehn Minuten mit dem Fahrrad geradeaus zu fahren. Doch dann ging es so langsam wieder bergauf, und die positiven Effekte stellten sich ein: Meine Schmerzen gingen tatsächlich zurück – um gefühlte 90 Prozent!

Ich esse inzwischen nur noch Dinkel- und Roggenprodukte. Auf raffinierten Zucker verzichte ich, soweit es geht. Da man mir, die ich in einem Nuss-Nougat-Glas aufgewachsen bin, nicht mit der »Süße von Früchten« kommen muss, süße ich weiterhin, allerdings mit Agavendicksaft. Meine kleinen Sünden: ab und zu mal zwei Stückchen Schokolade und einen Kaffee – und morgens schaffe ich es nicht ohne meinen schwarzen Tee. Da ich aber auch keine direkten Beeinträchtigungen spüre, sehe ich keine Notwendigkeit des Verzichts. Rotes Fleisch kann ich nach wie vor nicht essen.

Nahrungsergänzungsmittel

Zur Nahrungsergänzung nehme ich Fischölkapseln wegen der Omega-3-Fettsäuren, die entzündungshemmend wirken. Außerdem Vitamin-B-Komplex und Magnesium, da bei mir wie bei vielen Endometriosepatientinnen oft ein Mangel im Blut nachgewiesen wird und diese Stoffe für viele Stoffwechselvorgänge im Körper wichtig sind, unter anderem auch dafür, den Östrogenspiegel zu senken und die Leber zu entgiften.

Vitamine und Mineralstoffe, die bei Endometriose häufig empfohlen werden, sind:

- Vitamin D
- Vitamin-B-Komplex
- Vitamin C

- Vitamin E
- Folsäure
- Zink
- Selen
- Kalzium
- Magnesium

Den Schmerz wegschlemmen?

Auf dem Endometriosekongress in Köln lauschte ich mit großem Interesse und Appetit dem Vortrag eines Professors vom Endometriosezentrum Wien. Er redete vom Erfolg der »Mittelmeerdiät«. Ich dachte: »Super! Pizza, Pasta, Panna cotta – immer her damit!«, musste aber feststellen, dass er weißes Fleisch, grünes Gemüse und Olivenöl meinte.

Der Effekt der mediterranen Diät auf den symptomatischen Verlauf von Endometriosepatientinnen wurde am Endometriosezentrum Wien über fünf Monate erforscht. Heraus kamen Ernährungsrichtlinien, die auf einer erhöhten Aufnahme von Omega-3-Fettsäuren, einer Zufuhr von ausreichend Magnesium, der Verwendung kalt gepresster Öle und der Vermeidung der Aufnahme direkt verwertbarer Zuckerstoffe beruhen. Die Einhaltung dieser Richtlinien führte zu einer deutlichen Verbesserung der Schmerzsymptomatik sowohl bei der Regelblutung als auch beim Geschlechtsverkehr und bei allgemeinen Unterbauchschmerzen.

Dem Referenten war es sehr wichtig zu erwähnen, dass man auf Alkohol, rotes Fleisch und Zucker verzichten sollte. Außerdem hätten sie festgestellt, dass eine besonders hohe Inzidenz (Häufigkeit an Neuerkrankungen) der Endometriose bei Weintrinkerinnen vorläge und dass das Endometrioserisiko doppelt so hoch sei, wenn man als Baby Sojastatt Kuhmilchprodukte bekommen hätte.

Zum Thema Kaffee hört man viel Widersprüchliches. In der Studie konnte das Endometriosezentrum Wien keinen Zusammenhang zu den

Schmerzen sehen. Bezüglich der Inzidenz enttarnte eine Studie der Havard School of Public Health ihn allerdings schon als Bösewicht: Frauen, die zwei oder mehr Tassen am Tag zu sich nähmen, hätten ein doppelt so hohes Risiko, an Endometriose zu erkranken. In den meisten Quellen mit Ernährungsempfehlungen bei Endometriose wird von Kaffee und schwarzem Tee abgeraten.

DIE ERNÄHRUNGSRICHTLINIEN DES ENDOMETRIOSEZENTRUMS WIEN

Empfohlen wird:

- Frisches Gemüse (Brokkoli, Spinat, Kartoffeln, Kohl, Tomaten)
- Weißes Fleisch (Hühnchen, Pute, Lachs, Thunfisch, Sardellen, Sardinen, Schalentiere)
- Frische Früchte (Beeren, Orangen, Grapefruit, Bananen)
- Sojaprodukte (Sojamehl, Sojasprossen, Sojabohnen, Tofu)
- Vollkornprodukte
- Samen und Körnerprodukte (Sesam, Leinsamen, Sonnenblumen, Kürbis, Nüsse)
- Magnesiumhaltige Lebensmittel (Reis, Mais, Haferflocken, Weizenkeime)
- Kalt gepresste Öle (Olivenöl, Rapsöl, Fischöl, Leinöl)

Meiden sollte man:

- Zuckerhaltige Getränke
- Alkohol
- Rotes Fleisch (Rind, Kalb, Schwein, Schaf, Wild)
- Manche Milchprodukte wie Hartkäse
- Salz
- Süßigkeiten, v.a. Schokolade, Kakao, Zucker allgemein
- Omega-6-Fettsäuren (Leinöl, Olivenöl, Sonnenblumenöl)
- Tierische Fette wie Butter und Schmalz

KÖRPERKOMPETENZ-WORKSHOP

Ich besuche einen Workshop im Endometriosezentrum Köln-Weyertal. Geleitet wird er von Ernährungs- und Gesundheitsberaterin Melanie Schmitz, die in ihrem Beratungsinstitut »Körperkompetenz« unter anderem auch Endometriosecoaching anbietet. Sie leitet daneben auch die Endometriose-Selbsthilfegruppe in Köln. Durch ihre Ausbildung in klinischer Psycho-Neuro-Immunologie gewann sie einen ganzheitlichen Blick auf ihre eigene Endometrioseerkrankung und ist heute in der Lage, ohne Hormontherapie und Schmerzmedikamente beschwerdefrei zu leben.

»Und entgegen allen ärztlichen Prognosen wurde ich trotz ausgeprägter Endometriose und Adenomyose schwanger und habe einen wundervollen, gesunden Sohn«, schreibt sie auf ihrem Blog.

Ernährung darf nicht stressen

Im Workshop erfahre ich, was Stress im Körper auslöst: Energie wird dem Körper zur Flucht oder zum Kampf zur Verfügung gestellt, indem sie der Funktion von Verdauungs-, Immun- und Fortpflanzungsorganen abgezogen wird, die somit gedämpft werden. Lang anhaltender Stress führt gleichzeitig zu einer übermäßigen Freisetzung von Cortisol. Die Folge können Insulinresistenz, die Unterdrückung des Immunsystems, ein hormonelles Ungleichgewicht oder das Leaky-Gut-Syndrom sein, bei dem es zu einer Durchlässigkeit der Darmschleimhaut kommt. Daher sei es dringend nötig, dem Stress entgegenzuwirken.

Auch beim Thema Ernährung sollte die Regel lauten: Ernährung darf nicht stressen! Melanie Schmitz hatte sich beispielsweise lange an die TCM-Ernährung gehalten, musste aber nach einer Weile feststellen, dass sie diese Ernährungsweise nicht konsequent durchführen konnte, wenn sie unterwegs war. Das setzte sie unter Stress. Es sei wichtig, dass die Ernährung zur eigenen Lebensweise passe, betont sie.

Frisch und unverarbeitet

Viel bedeutender, als bestimmte Nahrungsmittel ein- bzw. auszuschließen, findet Melanie Schmitz den Aspekt, dass Nahrungsmittel regional und saisonal sein sollten und dass man auf »Clean Eating« achten sollte: Nahrungsmittel sollten möglichst frisch und unverarbeitet sein. Zudem solle man darauf achten, was einem persönlich guttue und was nicht. Hat man etwa Beschwerden nach dem Essen wie Schmerzen, Blähungen, Verstopfung, schlechte Haut oder Müdigkeit? Das müsse jeder für sich selbst herausfinden.

Dann stellt Melanie Schmitz die Ernährung vor, die ihr nach eigener Erfahrung guttue: Die breite Basis bilden Gemüse, Kräuter, Salate und Wildbeeren gefolgt von Geflügel, Eier und Omega-3-Fettsäuren. Nüsse und Mandeln werden öfter genascht, von Getreide, möglichst glutenfrei, sollte es nur wenig geben, Weizen am besten gar nicht. An der Spitze der Pyramide stehen kleine Sünden und Süßigkeiten und gegebenenfalls Supplemente. Melanie Schmitz empfiehlt, nur drei Mahlzeiten am Tag einzunehmen, da die Nahrungsaufnahme den Körper Energie koste. Ein Milchkaffee zähle übrigens schon als eine Mahlzeit.

Ein bis zwei Mahlzeiten in der Woche solle man ruhig ausfallen lassen, um den Stoffwechsel in Gang zu bringen. Als Nahrungsergänzung nehme sie noch Vitamin D, Vitamin-B-Komplex, Zink und Omega 3-Kapseln.

ENTSPANNUNG HILFT BEI SCHMERZEN

Stress kann physische und psychische Gründe haben. Aktuelle Situationen können ihn hervorrufen, aber auch weit zurückliegende Ereignisse wie Unfälle oder Gewalterfahrung können die Ursache für Dauerstress sein. Bei Stress reagiert der Körper mit muskulärer Anspannung. In der

Folge kann die Nervensensibilität verändert werden. Immer leichtere Außenreize können immer stärker empfundenen Schmerz hervorrufen, und ein Teufelskreis aus Schmerzen, Bewegungseinschränkung und schneller Erschöpfung entsteht. Dieser Teufelskreis muss unterbrochen werden. Hier kann alles helfen, was entspannend wirkt – von der Wärmflasche bis zum Yoga.

Im Rahmen des Workshops leitet uns Melanie Schmitz durch eine Übung aus der progressiven Muskelentspannung. Sie sagt, durch Entspannungsverfahren könne man die Schmerzgrenze wieder erhöhen. Das ist auch der Grund, warum diese Verfahren mit in der multimodalen Schmerztherapie eingesetzt werden. Am Ende der Übung erzählt uns Melanie Schmitz noch von radikalen Veränderungen in ihrem Leben, die zu ihrem Wohlbefinden beigetragen haben: Eine Beziehung ging zu Ende, sie änderte ihre Arbeitssituation, indem sie sich selbstständig machte, und abschließend sagt sie: »Es geht vor allem darum, sich selbst zu akzeptieren.« Ein schöner Abschluss für einen schönen Workshop.

Om in Bonn

Ich persönlich habe als Entspannungsmethode die Meditation für mich entdeckt. In verschiedenen Studien konnte nachgewiesen werden, dass sie langfristig zur Stressreduktion führt und sogar einen positiven Einfluss auf chronische Schmerzen hat.

Besonders praktisch finde ich an der Meditation, dass sie einfach in den Alltag zu integrieren ist, denn meditieren kann man prinzipiell immer und überall. Da ich anfangs weder Vorkenntnisse noch einen Guru zur Hand hatte, kaufte ich mir das Buch *Meditation für Dummies* von Stephan Bodian, was ich auch heute noch verwende. Hintergrundwissen und Informationen, wie Meditation auf Körper und Gehirn wirkt, findet man z.B. in dem Buch *Meditation für Skeptiker – Ein Neurowissenschaftler erklärt den Weg zum Selbst.*

Eine kleine Notfallmeditation

Ich habe eine Meditationstechnik erlernt, die ganz leicht und sofort umzusetzen ist – eine Art Notfallmeditation. Sie heißt »der Ruheort«:
In Gedanken begibt man sich an einen Ort, an dem man gut abschalten kann. Dort geht man ein wenig herum und schaltet langsam alle Sinne dazu: Was sieht man? Was riecht man? Was fühlt man?

Es ist eine wunderbare Methode, um in einer stressigen Situation wieder etwas ruhiger zu werden, auch bei Panikattacken, etwa durch Flugangst, Prüfungsangst oder wenn die 16-jährige Tochter gesteht, die letzte Nacht nicht bei einer Freundin verbracht zu haben. Ohne vorher von der Methode des Ruheorts gehört zu haben, hatte ich das immer ganz automatisch gemacht, etwa im MRT, als ich in Gedanken an einen schottischen Strand gegangen war … Wohin gehst du?

Mit Hund, Baum und Krieger gegen den Schmerz

Zur Wirksamkeit von Yoga bei Endometriose gibt es ein paar kleinere Abhandlungen. An der Universität São Paulo gab es erst 2016 eine Untersuchung: 15 Endometriosepatientinnen unterzogen sich einem achtwöchigen Yoga-Programm. Alle Teilnehmerinnen sagten im Anschluss, dass es sich positiv auf ihre Unterbauchschmerzen ausgewirkt hätte. Vor allem die Atemtechnik beim Yoga hätte geholfen, in sich zu kehren und den Schmerz etwas abzumildern.

Im *Journal of Alternative and Complementary Medicine* erschien die Studie »Das Praktizieren von Hatha-Yoga für die Behandlung von endometrioseassoziierten Schmerzen«. Auch hier zeigte sich ein positiver Effekt auf den chronischen Unterbauchschmerz. Zudem erlebten die Probandinnen Verbesserungen im emotionalen Wohlbefinden und in der Selbstwahrnehmung.

Das Gute am Yoga: Man muss die Übungen nur so weit mitmachen, wie es die eigenen körperlichen Grenzen vorgeben. Hat man ein wenig

Erfahrung, kann man sich ein individuelles Programm mit Übungen zusammenstellen, die für einen selbst am angenehmsten sind. Die Nachteile von Yoga in der Gruppe liegen bei mir in den Nasennebenhöhlen. Die sind nämlich ständig zugeschwollen. Ich würde es nicht erwähnen, wenn es nicht öfter bei Endometriosepatientinnen beobachtet würde. Jedenfalls klingt die sogenannte Wechselatmung bei mir ein wenig nach Espressomaschine. Das möchte ich meinen Sitznachbarn auf der Matte dann doch ersparen.

Weitere Entspannungsverfahren, die man ausprobieren kann, sind etwa:

- Autogenes Training
- Fantasiereisen
- Qi-Gong
- Tai-Chi
- Feldenkrais
- Atementspannung

DIE KÜCHE ALS VERSUCHSLABOR

Manchen Betroffenen hilft es bezüglich der Ernährung bereits, auf Weizen und auf Zucker zu verzichten. Anderen wiederum hilft es gar nicht, an der Ernährung irgendetwas zu verändern, und es gibt auch diejenigen, denen eine bestimmte Ernährung immer nur eine Zeit lang hilft. Ich rede mit einer Betroffenen, die nach eigenen Aussagen fast schon jede Ernährungsweise ausprobiert hat.

Bianca Bierschneider lässt uns auf ihrem Blog »Besser Leben – Ernährung mit Endometriose« an ihren Ernährungsexperimenten teilhaben. Neben ganz vielen Rezepten findet man auf ihrer Seite auch interessantes Hintergrundwissen zum Thema Ernährung. »Wer Fragen zu einer bestimmten Ernährungsweise hat, kann gerne über den Blog zu mir Kontakt aufnehmen«, sagt sie.

Derzeit komme sie am besten mit Low-Carb zurecht. Sie verzichte auf Zucker und Getreide. Sich nur glutenfrei zu ernähren hätte für sie nicht ausgereicht, berichtet sie weiter. Ihr Interesse am Thema Ernährung wurde bei einem Vortrag zur Vollwertkost geweckt. Mit dieser sei sie aber leider nicht zurechtgekommen. So machte sie sich weiter auf die Suche und startete bald schon Versuche mit der TCM-Ernährung. Auch vegetarische, vegane oder Paleo-Gerichte landeten schon auf ihrem Teller.

Essen nach Plan

Nach ihrer jahrelangen Erfahrung muss Bianca Bierschneider sagen, dass es mit TCM (Näheres dazu siehe Seite 173 ff.), Vollwert, Low-Carb und den ganzen Ernährungsformeln allein nie getan sei. Man müsse eher herausfinden, was man persönlich vertrage und was nicht. Dabei gehe es nicht unbedingt nur um Lebensmittelunverträglichkeiten im engeren Sinne. Man solle sich genau beobachten, wann man sich nach dem Essen wohlfühle und wann nicht. Am besten führe man ein Ernährungstagebuch mindestens über acht Wochen, in dem man jegliche Symptome aufführe. »Höre auf deinen Körper, was er braucht. Es bleibt dir nicht erspart, dir selbst einen Plan zu machen«, sagt sie.

Bezüglich der Unverträglichkeiten habe sie erst ihr Leaky-Gut-Syndrom ausgeheilt, indem sie über zwei Jahre weder Zucker noch Getreide zu sich genommen habe. Allmählich stieg damit ihre Verträglichkeit gegenüber anderen Nahrungsmitteln wieder an. Sie habe beispielsweise beobachtet: Lasse sie Getreide weg, vertrage sie histaminhaltige Lebensmittel wieder besser.

Clean Eating statt Tupper-Party

Es gibt Endometrioseexperten, die meinen, dass die Endometriose ohnehin schon einschränke. Wie sinnvoll es da sei, sich zusätzlich mit strengen Essensregeln zu kasteien, sei fraglich. »Bis zu einem gewissen Punkt ist da schon was dran«, sagt Bianca Bierschneider. Beispielsweise brauchte sie damals für Autoimmun-Paleo sehr viele »exotische« Zutaten, die nicht einfach zu besorgen waren. Das hätte sie nach einer Weile gestresst. Low-Carb sei da wesentlich einfacher umzusetzen. »Man muss etwas finden, wobei man nicht 20 Tupperdosen mitschleppen muss, wenn man mal unterwegs ist«, fügt sie hinzu. Wie schon Melanie Schmitz erklärt auch Bianca Bierschneider, dass es fast am wichtigsten sei, naturreine Lebensmittel zu verwenden. Das finge schon bei geriebenem Käse an. Lese man sich die Verpackungsaufschrift genauer durch, stelle man fest, dass oft noch Maisstärke und irgendwelche Zusätze enthalten seien. Sie mache immer alles selbst und wüsste so auch immer, was in ihrem Essen drin sei.

Ernährung ist nur ein Schlüssel von vielen

Bianca Bierschneider ist nach einer vegetarischen und einer veganen Phase wieder zu einer fleischhaltigen Ernährung zurückgekommen. Entgegen der üblichen Ernährungsempfehlungen für Endometriose isst sie auch wieder rotes Fleisch. Sie habe herausgefunden, dass es für sie persönlich die beste Art der Ernährung sei. Die vegane Ernährung beispielsweise sei eine sehr kohlenhydratreiche Kost. Unter ihr habe sie sich rückblickend regelrecht in die Unverträglichkeiten hineingegessen.

Auch wenn Bianca Bierschneider die für sie beste Ernährungsform gefunden hat, ihre Endometriose lässt sich durch sie in dem Sinne nicht »bändigen«. So sagt sie: »Ich persönlich glaube mittlerweile, dass die Ernährung nur einen zweitrangigen Einfluss hat. Es ist halt nur ein Schlüssel von vielen. Die Frage ist wohl: Was ist der wichtigste Trigger? Das ändert sich meiner Beobachtung nach auch in den Lebensphasen.«

Werde Frau der Lage!

Bianca Bierschneiders Ausgleich in ihrer Waagschale ist das Pilgern auf dem berühmten Camino: »Wenn ich auf dem Camino unterwegs bin, wird die Krankheit für mich ›lebbarer‹. Dann bin ich in einem Zustand, in dem ich mich frei fühle. Mir hat auch geholfen, dass ich anerkannt habe, dass es eine chronische Krankheit ist. Das ist ganz wichtig. Die Heilung und einen gangbaren Weg mit ihr zu finden liegt in einem selbst. Man selbst muss die Entscheidungen treffen und Frau der Lage werden! Das ist das Wichtigste!«

Als Nächstes möchte sie die ketogene Ernährung ausprobieren. Es ist eine strengere Form der Low-Carb-Ernährung, die auch bei Krebserkrankungen empfohlen wird. Verfolgen kann man diesen und weitere Versuche unter www.ernaehrungmitendometriosebesserleben.com.

IMMER IN BEWEGUNG BLEIBEN!

Bewegung ist gut. Auch bei Endometriose. Durch körperliche Bewegung regt man die Durchblutung an, baut Muskeln auf, reguliert das Gewicht und schüttet Glückshormone aus. Der Stoffwechsel wird aktiviert, schädliche Stoffe werden schneller abgebaut und das Immunsystem gefördert. Mit Sport kann man sogar den Östrogenspiegel senken und einer Insulinresistenz entgegenwirken.

Als ich nach Ausbruch der Erkrankung wieder mit Sport anfangen wollte, musste ich feststellen, dass mich mehr daran hinderte als der innere Schweinehund. Nicht, dass ich jemals eine Sportskanone gewesen wäre. Ich hatte früher ein bisschen Showtanz und Ballett gemacht. Als Steffi Graf ihre Erfolge feierte, wurde ich wie so viele Mädchen zu dieser Zeit mit Dauerwelle auf den Tennisplatz geschickt. Allerdings mit eher kläglichem Erfolg – es sei denn, man möchte »den Tennislehrer aus Versehen mit dem Tennisball da treffen, wo es wehtut« als Erfolg bezeichnen. Doch trotz alledem machte ich immer irgendwas, und wenn es ein Gymnastikkurs beim Uni-Sport war.

Ein Jahr nach der zweiten OP dachte ich, es sei endlich an der Zeit, mich wieder in Form zu bringen. Ich schlüpfte in die alten Turnschuhe und machte mich auf zum Joggen. Zu allem entschlossen summte ich den *Rocky*-Song. Meine Füße gingen immer schneller, begannen zu laufen und … ein heftiger Schmerz vom Unterbauch aus zog hoch in meinen Magen. Mir wurde übel. Ich fuhr wieder nach Hause.

Ein paar Wochen später versuchte ich es mit einem Step-Aerobic-Kurs. Den überstand ich zwar ohne Schmerzen, weil ich die Teile, in denen gehüpft wurde, nur leicht federte. Aber nach dem Kurs hatte ich Mühe und Not, nach Hause zu kommen. Es war kein Fünkchen Energie mehr in meinen Körperzellen. Dort angekommen, lag ich für zwei Stunden bewegungslos auf der Couch. Es fühlte sich an, als würde ein Betonklotz auf mir liegen und mich tief in die Sofakissen hineindrücken. Irgendwas hatte sich tief greifend in meinem Körper verändert. Ich weiß bis heute nicht, was es ist und wie ich es ändern könnte. Es ist eine Qualität der Erschöpfung, die man gesunden Menschen nur schwer erklären kann.

Leben wie in Trance

»Ich bin auch schneller müde als früher.«

»Wir werden alle nicht jünger.«

»Ich könnte heute auch nur schlafen, das hat man schon mal.«

Diese und ähnliche Sätze muss ich mir so manches Mal anhören. Ich bin keine 20 mehr. Das weiß ich. Das machen mir meine alten Konzert-T-Shirts, die sich mittlerweile am Bauch hochrollen, des Öfteren schmerzhaft bewusst. Mir ist schon klar, dass man nicht mehr wie früher die ganze Nacht auf dem Feuerwehrfest tanzt, ein paar Kleine Feiglinge klopft und am nächsten Morgen fit bei der Klassenarbeit sitzt. Ich rede hier auch nicht von Müdigkeit – ich rede von Erschöpfung als Krankheitssymptom. (Wer es schick mag, kann auch »Fatigue« sagen.)

Diese chronische Erschöpfung habe ich auch nicht plötzlich mit dem Älterwerden »entwickelt«. Nein, sie war plötzlich da, und das so ziemlich genau seit der Zeit, in der die Endometriose so richtig bei mir zugeschlagen hatte. Diese Erschöpfung ist eindeutig mit der Krankheit verknüpft. Das Gefühl, als hätte man den Körper ins Vakuumiergerät gespannt und ausgesaugt. Das Gefühl, dass man jeden Moment umkippt, wo sogar das Atmen »anstrengend« wird, als würde sich jeden Moment eine Atemlähmung einstellen, wenn man nicht weiter daran »arbeitet« zu atmen. Es ist ein Zustand, in dem jeder kleine Handgriff zu viel ist, wie bei einer schweren Grippe, nur ohne Erkältungssymptome.

Zu den kleinsten alltäglichen Dingen muss man sich richtig aufraffen. Nach dem Aufstehen ist man bereits erschöpft wie nach einem Zehnstundentag. Man kratzt seine gesamte Energie zusammen, um seinen Job bewältigen zu können. Davor und danach ist kaum noch was möglich. Nur der reine Überlebensinstinkt lässt einen wie in Trance zur Nahrungsbeschaffung in den Supermarkt gehen.

Hobbys? Verabredungen? Sie werden zur Qual, wenn man sie überhaupt noch wahrnimmt. Zu ihnen muss man sich ebenso aufraffen, und danach fällt man dann zu Hause in einen Zustand, der noch nicht mal mehr für Sudoku reicht. Dr. Brigitte Leeners schreibt in ihrem Artikel über psychosomatische Aspekte bei Endometriose: »Müdigkeit und Erschöpfung werden von Frauen mit Endometriose als ein Hauptbelastungsfaktor teilweise noch bedeutender als endometriosebedingte Schmerzen genannt.« Ich kann dem nur zustimmen.

Walking statt Jogging – Hauptsache Bewegung!

Bewegung soll ja auch gegen chronische Müdigkeit helfen. Dieser Effekt stellt sich bei mir leider nicht ein. Ich bewege mich jeden Tag an der frischen Luft. Ich habe mir einen Hund zugelegt. Das ist meine Art der Therapie. Anstatt in Globuli und Chiropraktik investiere ich in Gassibeutel und Chappi.

Bis zu zehn Kilometer am Tag sind wir gemeinsam unterwegs. Wenn ich merke, dass ich an einem Tag zu schlapp bin, fahre ich zur Hundewiese, und meine Hündin kann sich dort austoben. An guten Tagen kann ich mittlerweile sogar wieder ein bisschen joggen. Das ist aber eher die Ausnahme. Meist bereiten mir Endometrioseherde und Verwachsungen bei Erschütterung immer noch Probleme.

Nicht jede Endometriosepatientin hat so viele Probleme, wenn es um Sport geht. Es kommt darauf an, wie ausgeprägt der Befund ist und wie es mit Operationsnarben und Verwachsungen aussieht. Jede Patientin hat ihre eigenen Möglichkeiten und Grenzen. Hauptsache, man bewegt sich! Wenn einem Erschütterungen Probleme bereiten, kann man es etwa mit Walking, Radfahren, Schwimmen oder Aquajogging probieren.

Laut Dr. Anja Maria Engelsing, Fachärztin für Frauenheilkunde und Geburtshilfe, kann regelmäßiger leichter Ausgleichssport wie zum Beispiel Nordic Walking Menstruationsschmerzen lindern und sogar die Rezidiv-Wahrscheinlichkeit der Endometriose reduzieren.

In Reha-Kliniken wird öfters Bauchtanz angeboten, da er leichte Verwachsungen im Bauch sanft lösen könne. Kommen zum Unterbauchschmerz starke Rückenschmerzen hinzu, empfiehlt sich eventuell eine Krankengymnastik unter Anleitung.

TIPPS EINER PHYSIOTHERAPEUTIN

Antonia Salomon ist Physiotherapeutin. Auf ihrem schönen Blog »Endometriose-Blog – die Endometriose-Seite mit Herz!« (www.endometrioseblog. com) stellt sie Übungen zur akuten Schmerzlinderung, zur Beckenbodenentspannung und zum Beckenbodenaufbau vor. Außerdem gibt es allerhand Tipps, beispielsweise zu Themen wie Fußreflexzonenmassage, die »Heiße Rolle« oder Taping bei Endometrioseschmerzen. Durch ihre eigene Erfahrung mit Endometriose möchte sie sich in Zukunft als Physiotherapeutin weiter auf Gynäkologie und Endometriose spezialisieren.

Ihre Endometriosegeschichte fing wie meine mit der Pille an, als sie 16 Jahre alt war. Bei Antonia Salomon hatte es zur Diagnose nicht so lange gedauert: Eine OP mit 17 brachte die Bestätigung, dass sie Endometriose hatte. Ein Schock war es für sie allerdings erst, als sie ein weiteres Mal operiert werden musste. Dass es eine chronische Krankheit sei, habe sie erst begriffen, als sie bei der AHB war und andere Frauen mit Endometriose und deren Geschichten kennenlernte. Bei der letzten Endometrioseoperation kam es leider auch zu einer Operationsfolge, durch die Antonia vor Schmerzen nicht mehr richtig laufen kann.»Auch das ist Teil der Endometriose«, sagt sie in einem Interview für den Blog »Weltenreflexion« (www.weltenreflexion.de).»Viele Operationen bedeuten auch immer wieder, viele Risiken in Kauf zu nehmen.«

Symptome lindern mit Physiotherapie

Auf meine Frage, was bei Endometriose mit Physiotherapie möglich sei, erklärt Antonia:»Um es gleich vorwegzunehmen, Physiotherapie wird nie die Ursache von Endometriose bekämpfen können, aber sie kann die Symptome lindern und zudem möglichen Folgeerkrankungen entgegenwirken. Da Physiotherapie ein zusammengefasster Oberbegriff von vielen verschiedenen Therapien ist, kann sie auch in den vielen Phasen, die eine Endometriosebetroffene durchläuft, eingesetzt werden.«

Zu den verschiedenen Phasen erläutert sie:

*   In **Akutphasen** helfen entspannende Übungen, Massagen, Wärmeanwendungen und Taping.
*   Eine **OP** kann zum Beispiel mit Lymphtherapie, Atemtherapie (gegen die blähenden Gase) und korrekten postoperativen Verhaltensweisen (Aufstehen, Toilettengang …) begleitet werden.
*   Bei **Kinderwunsch** können Kinderwunschmassagen, z.B. nach Birgit Zart, unterstützend wirken.
*   Ebenso sollte man nach einer **Fehlgeburt** einen Physiotherapeuten aufsuchen, um den Beckenboden durch Training wieder aufzubauen und zu stützen.

- Daneben ist es empfehlenswert, immer mal wieder **als Prophylaxe** zur Krankengymnastik zu gehen, denn Verspannungen im Bauch- und Beckenbereich können durch aufsteigende und absteigende Muskel- und Faszienketten auch Knie- oder Rückenschmerzen bzw. Übelkeit oder einfach ein Gefühl von Unwohlsein verursachen.
- Und selbst wenn man sich »nur« eine Massage gönnt, um **Stress und Sorgen** einen Moment zu vergessen, ist Physiotherapie sinnvoll.

DER SCHMERZSTERN

Antonia Salomons Lieblingsanwendung sei der sogenannte Schmerzstern.

»Es gibt bei mir tatsächlich keine Periode mehr ohne ihn!«, sagt sie. »Er ist einfach anzuwenden und hilft wunderbar bei akuten Schmerzen. Diese spezielle Anlage stammt aus dem vielfältigen Repertoire der kinesiologischen Tapes und wird am Rücken in der Head'schen Genitalzone angebracht. Genauso wirksam ist ein Tape über dem Genitalbereich selbst: Hier kommt es durch Abhebung der oberen Hautschicht zu einer Entspannung des darunter liegendem Areals beziehungsweise der Faszien.«

»Ein Tape leistet dieselbe wissenschaftlich erwiesene Wirkung wie eine Massage«, erklärt sie weiter. »Durch das Anbringen des kinesiologischen Tapes auf ein Schmerzareal konkurrieren nun die Berührungs- mit den Schmerzreizen. Doch die Schmerzfasern sind im Vergleich zu Berührungs- und Druckreizen langsamer und gelangen weniger schnell zum Gehirn, das heißt, bei einem Wettkampf von diesen zwei Impulsen an einer Stelle gewinnt immer die Berührung vor dem Schmerz, der dadurch unterbunden wird. Wenn man nur diese Wirkungsweise betrachtet, ist der Vorteil von Taping, dass dieses 24 Stunden hilft und die Massage nur kurzfristig.«

Hilfe zur Selbsthilfe

Ich frage nach Antonias Schmerztriggern: »Schmerzauslöser oder -verstärker ist bei mir besonders eine Verkrampfungen des gesamten Bauchraums, die auch nach der Regelblutung oft bestehen bleibt und wiederum zu Übelkeit und Darmproblemen führt. Leider kann man diese Verspannungen nur schlecht selbst lösen, deshalb gehe auch ich regelmäßig zum Physiotherapeuten oder Osteopathen. An dieser Stelle muss ich meinem ehemaligen Kollegen Andre Hablawetz danken, der sich wegen mir auch viel mit Endometriose auseinandersetzen ›muss‹. Da es einige Termine dauern kann, bis man von der Behandlung profitiert, ist es meiner Meinung nach bei diesem sensiblen Thema besonders wichtig, ein Vertrauensverhältnis zu seinem Therapeuten aufbauen zu können, um sich wohlzufühlen.«

Antonia Salomon hat nach eigenen Angaben alle Hormontherapien, von Pille bis zur Spirale, ausprobiert. Doch nichts habe sie vertragen. Seitdem sie ohne Hormone lebe, gehe es ihr besser, auch wenn es nicht ganz ohne Schmerztabletten gehe.

»Neben der Physiotherapie vertraue ich auch noch auf die traditionelle chinesische Medizin«, erzählt sie. »Hierbei profitiere ich hauptsächlich durch die Akupunktur. Außerdem mache ich einmal in der Woche Yoga und Beckenbodengymnastik, denn neben den ganzen Lockerungsübungen ist auch eine starke Muskulatur wichtig – nur Muskeln, die man anspannen kann, kann man auch gezielt entspannen.«

Nach ihren Erfahrungen hat sich Antonias Perspektive verändert: »Man freut sich schon über Kleinigkeiten, und man lernt schnell, es ist besser, einen Handvoll sehr gute Freunde zu haben als viele oberflächliche. Mein anfänglicher Optimismus, die Krankheit zu besiegen, ist zu einem Realismus geworden.«

Mit ihrem Blog möchte sie Hilfe zur Selbsthilfe geben. Eine tolle Idee von einer starken jungen Frau!

DIE BALANCE FINDEN

Ich will niemandem etwas vormachen: Das Leben in einem von der Endometriose gebeutelten Körper ist immer noch anstrengend! Heftige Schmerzen wie früher hatte ich seit zwei Jahren nicht mehr, aber dennoch spüre ich Endometrioseherde und Verwachsungen irgendwie. Hier drückt es, da macht sich der Herd auf dem Blasendach bemerkbar, da hat man leichte Schmerzen, da ärgern einen die Folgen von drei Darm-OPs, es ist immer was los. Migräne und Unterzuckerung machen mir zu schaffen. Rücken und Ischias geben mir zu verstehen, dass sie Staubsaugen und Bettenmachen blöd finden.

Ich muss mit der Gewissheit leben, dass wegen der Verwachsungen früher oder später wieder ein Darmverschluss zuschlägt. Ob in fünf oder in zehn Jahren, kann man laut meinem letzten Chirurgen nicht sagen. Aber die Ernährungsumstellung, vor allem der Weizenentzug, hat dafür gesorgt, dass der Schmerz sich die meiste Zeit fernhält.

Die tägliche Bewegung ist wegen der extremen Erschöpfung eine Herausforderung für mich, tut mir aber gut. Seitdem ich einen Hund habe und bei Wind und Wetter draußen bin, war ich zum Beispiel viel seltener erkältet. Aktivitäts- und Ruhephasen sind noch nicht optimal ausbalanciert, aber ich achte zumindest schon mehr als früher darauf, dass ich überhaupt Ruhepausen einlege. Auf dem Selbstheilungsweg kommt man nicht an – man ist ständig unterwegs und muss schauen, welche Abzweigung man als Nächstes nimmt.

MENSCHEN, NICHT KRANKHEITEN BEHANDELN

ALTERNATIV- UND KOMPLEMENTÄRMEDIZIN BEI ENDOMETRIOSE

Meine erste Begegnung mit alternativmedizinischen Behandlungsverfahren machte ich, als mir eine Ärztin nach einer Panikattacke Nadeln ins Ohr stach und eine Dauernadel neben das Ohr setzte. Nach ein paar Wochen konnte ich zwar nicht unbedingt behaupten, dass ich wesentlich ruhiger geworden wäre – aber mein Heuschnupfen war plötzlich weg!

Ich sprach die Ärztin darauf an, und sie meinte, ja, das könne durchaus eine Wirkung der Akupunktur gewesen sein, denn diese unterstütze insgesamt das Immunsystem und stärke die Konstitution. Ganze sechs Jahre hatte ich nichts mehr mit Heuschnupfen zu tun, bevor er sich langsam wieder entwickelte. Was auch immer da in meinem Körper passiert war, die Akupunktur hatte eindeutig einen Effekt gehabt.

Auch gegen meine starken Rückenschmerzen hat es mir geholfen. Nachdem der Orthopäde keine Ursachen außer der üblichen »Alterserscheinungen« feststellen konnte, empfahl er mir Akupunktur. Ich hatte während der Behandlung zwar das Gefühl, er ist leidenschaftlicher Darts-Spieler, aber die Schmerzen sind seitdem tatsächlich abgemildert.

Nur für Selbstzahler

Leider übernehmen die gesetzlichen Krankenkassen alternativmedizinische Behandlungen nur in seltenen Fällen. Argumentiert wird mit der fehlenden wissenschaftliche Belegbarkeit der Verfahren. Für diese werden Studien eben nur ab einer gewissen Größenordnung anerkannt. Zu den alternativen Methoden gibt es leider nur kleinere Studien.

Dazu gehört zum Beispiel eine Forschungsarbeit der Universitäts-Frauenklinik Heidelberg, die laut Dr. Engelsing gezeigt hätte, dass alle komplementären Heilverfahren, die die Eigenregulation des Organismus unterstützen und damit die Selbstheilungskräfte aktivieren, hilfreich in der umfassenden Behandlung einer Endometrioseerkrankung seien (siehe »Literaturtipps« Keckstein, Seite 221).

Akupunktur gegen Endometrioseschmerzen

Positive Effekte der Akupunktur werden bei Endometriose bezüglich der Schmerzen, Zyklus- und Blutungsstörungen beschrieben. Prof. Dr. med. Claus Schulte-Uebbing, Facharzt für Geburtshilfe und Frauenheilkunde, hat mit Kollegen ein Therapiekonzept unter Einbeziehung der traditionellen chinesischen Akupunktur, der Ohrakupunktur und der Phytotherapie basierend auf Erfahrungen aus der eigenen Praxis entwickelt. Über vier Jahre wurden circa 250 Patientinnen mit Endometriose und/oder Myom nach diesem Konzept behandelt. Bei Kontrolluntersuchungen zeigte sich, dass die Ergebnisse unter Einbeziehung dieser Behandlung deutlich besser waren als ohne. Auch Ingrid Gerhard und Annette Kerckhoff erwähnen in ihrem Buch *Was tun bei Endometriose – Homöopathie und Komplementärmedizin* eine Studie, bei der sich nach Behandlung der Akupunkturpunkte eine deutliche Reduktion endometriosebedingter Schmerzen gezeigt hätte im Gegensatz zur Nadelbehandlung beliebiger Punkte in einer Kontrollgruppe, in der sich in der Folge auch keine positiven Effekte eingestellt hätten.

HOMÖOPATHIE – ICH GEB MIR DAS KÜGELCHEN!

Die Heidelberger Studie belegte einen positiven Effekt der Homöopathie auf Endometriose. Die Beschwerden konnten gelindert, ein Fortschreiten der Erkrankung verlangsamt oder gar verhindert werden. Schmerzintensität und -dauer sowie Blutungsstörungen verbesserten sich ebenso wie das Allgemeinbefinden. Auch traten häufiger Schwangerschaften ein als in der nicht homöopathisch behandelten Kontrollgruppe.

Wie bei den konventionellen Therapien muss man auch bei der Homöopathie deren Grenzen aufzeigen. Dr. Engelsing schreibt beispielsweise, je weiter fortgeschritten die Erkrankung sei, umso wahrscheinlicher sei es, dass die Homöopathie nur ergänzend zur konventionellen Therapie eingesetzt werden könne. Sind Organe beispielsweise schon stark beeinträchtigt, ersetzt die Homöopathie natürlich keine OP.

Homöopathische Mittel bei Endometriose

Homöopathische Arzneimittel regen die Selbstheilungskräfte des Körpers an. In der klassischen Homöopathie gibt es kein festgelegtes Therapiekonzept der Endometriose. Es ist vielmehr so, dass die Arzneimittel individuell nach der jeweiligen Konstitution der Patientin gewählt und zusammengestellt werden. Daneben gibt es homöopathische Einzelmittel, die quasi wie ein konventionelles Medikament bei bestimmten Endometriosebeschwerden eingesetzt werden können:

* **Borax D6,** wenn die Behandlung mit Hormonen nicht vertragen wird bzw. kontraindiziert ist.

* **Agnus castus Pentarkan** bei Blutungen außerhalb des Zyklus oder Ausbleiben der Regelblutung. Bei akuten Beschwerden wird die

stündliche Einnahme einer Tablette empfohlen (max. zwölf Tabletten am Tag), in chronischen Fällen ein bis drei Tabletten am Tag.

* **Magnesium phosphoricum Pentarkan** bei Dysmenorrhoe, wirkt krampflösend und schmerzlindernd (Dosierung wie Agnus castus Pentarkan).
* **Millefolium Pentarkan** bei starker Blutung, Menstruationsbeschwerden mit Kreuzschmerzen und Krämpfen im Unterbauch (Dosierung wie Agnus castus Pentarkan).

TCM – DAMIT DIE LEBENSENERGIE FLIESST

Ich möchte etwas eingehender auf die traditionelle chinesische Medizin (TCM) eingehen. Es gibt einige Endometriosezentren, denen TCM-Praxen angegliedert sind, an die sie die Patientinnen verweisen können, allerdings auch hier als Selbstzahler. Außerdem habe ich in meinem persönlichen Umfeld einige Endometriosebekannte, die sehr gute Erfahrungen mit der TCM gemacht haben.

Der TCM liegt ein ganz anderes Denken zugrunde als unserer westlichen Schulmedizin. Vor Jahrhunderten ist man zu ihren Prinzipien gelangt, als man noch »nur bis zum Rachen« in den Körper schauen konnte. Damals hatte man keine anderen Möglichkeiten, als nach äußeren Zeichen zu suchen, die den inneren Zustand widerspiegelten. Daher sind die TCM-Diagnosemethoden bis heute äußeren Körperbereichen zugeordnet: Zungendiagnostik, Pulsdiagnostik, Bauchdiagnostik, Unterschenkeldiagnostik, Ohr- oder Fußreflexzonendiagnostik usw.

So wird bei jedem Patienten eine »Musterdifferenzierung« durchgeführt, wobei man die sichtbaren Zeichen in Beziehung zueinander setzt und ein individuelles Muster herauskommt, auf dessen Grundlage man die ausgleichende Behandlung des inneren Zustands ausrichtet.

Wenn das Blut stagniert

Mein Lehrer Prof. Huang Huang sagte immer: »Die westliche Medizin behandelt die Krankheiten des Menschen – die chinesische Medizin behandelt den Menschen mit seinen Erkrankungen.«

Nach einem langen Weg der Ausbildung, unter anderem in Indien und vor allem in China, betreibt Dr. Andreas Kalg eine eigene Praxis für traditionelle chinesische Medizin. Er erklärt mir, dass die TCM bei Endometriose zur Schmerzlinderung, manchmal sogar zur Schmerzfreiheit führen könne und dass die Effekte auch nachhaltig nach Absetzen der Therapie fortbestünden. Es sei sogar schon vorgekommen, dass Herde sich sogar zurückgebildet hätten.

Dabei kämen keine schmerzstillenden Medikamente im Sinne der Schulmedizin zum Einsatz. Wenn etwas wehtue, wäre aus Sicht der TCM der Qi-Blutfluss blockiert. Qi, so nenne man die Lebensenergie, die durch sogenannte Meridiane im Körper fließt. Schmerzen bei einer Qi-Stagnation wären eher leicht. Bei chronischen Schmerzen, wie bei der Endometriose, stagniere das Qi zusammen mit dem Blut, das nenne man »Blut-Stase«. Diese löse man mit sogenannten blutbewegenden Kräutern.

TCM beruhe auf einer feinen Beobachtungsgabe. Eine Art »Klumpenbildung« durch die Blut-Stase könne man eventuell beim Abtasten aufspüren. Blut-Stase zeige sich bei vielen Endometriosepatientinnen auch in gestauten Venen auf der Unterseite der Zunge. Allerdings käme sie nicht nur bei Endometriose vor, sondern auch bei anderen Erkrankungen wie dem Myom oder Eierstockkrebs. Ein TCM-Arzt könne eine Endometriose somit nur vermuten. Die eigentliche Diagnose würde dann nach wie vor durch die Schulmedizin innerhalb einer Bauchspiegelung erfolgen.

Kräuter, die das Blut bewegen

Wie bei der Homöopathie gibt es bei der TCM nicht DIE Rezeptur für Endometriose, sondern individuelle Rezepturen je nach Konstitution der jeweiligen Patientin. Meist würden blutbewegende Kräuter verordnet, die dann während der Menstruation zum Einsatz kämen. Die Kräuter verhinderten laut Dr. Kalg die Viskosität des Bluts und verbesserten somit die Mikrozirkulation. »Hitzeklärende« oder »blutkühlende« Kräuter würden etwa bei sehr starker Blutung eingesetzt. Man könne ihren Effekt mit »entzündungshemmend« in der Schulmedizin gleichsetzen, denn Hitze stehe in der TCM für entzündliche Prozesse. Manche Patientinnen bräuchten eher Kräuter, die das Blut auf wärmende Weise bewegten.

Bei einer Migräne liege übrigens wie bei der Endometriose ein fixierter Schmerz vor. Daher kämen hier ähnliche Kräuter zum Einsatz. Bewegende Kräuter würden auch bei Verwachsungen helfen. Eine durchgehende Behandlung mit Gestagenen sei Dr. Kalg eher ein Dorn im Auge, denn so bliebe die Blut-Stase im Körper. Das Ausleiten sei aus TCM-Sicht wichtig.

Raus dem Teufelskreis

Sarah ist eine Patientin von Dr. Kalg. Bevor die Endometriose bei ihr diagnostiziert wurde, musste sie erst einmal mit einem anderen schweren Schicksalsschlag fertig werden: Mit 22 wurde sie wegen einer beidseitigen Lungenembolie behandelt. Der einzige Risikofaktor, der damals bestand, sei die Einnahme der Pille gewesen, berichtet sie. Diese musste sie sofort absetzen. Schon bald traten in der Folge allerdings heftige Menstruationsbeschwerden ein.

Wegen der Embolie musste Sarah weiterhin Blutverdünner nehmen. Eines Morgens wurde sie mehrmals ohnmächtig. Im Krankenhaus dann der Schock: innere Blutungen! Bei der OP holte man anderthalb Liter Blut aus ihrem Bauchraum und entdeckte ihre Endometriose. Man entfernte Herde an Gebärmutterbändern, an den Eierstöcken, am Darm und auf der Blase. Die Ärzte vermuteten, dass der Blutverdünner die Blutungen der Endometriose verstärkt hatte und der Verlauf daher so drastisch gewesen war.

Sarah wurde anschließend mit Gestagenen behandelt, um die Endometriose zurückzuhalten. Wegen der Hormone musste sie aber auch weiter Blutverdünner nehmen. Um aus diesem Teufelskreis auszusteigen, setzte sie die Medikamente ab und begann mit TCM.

Es kehrte für zwei Jahre Ruhe ein, bis eine zwölf Zentimeter große Endometriosezyste am linken Eierstock entfernt werden musste. Einige Monate später trat eine erneute Zyste am Eierstock auf. Das war der Zeitpunkt, als Sarah beschloss, die TCM bei Dr. Kalg wieder aufzunehmen.

Beschwerdefrei dank TCM

Nach einer umfassenden TCM-Diagnostik verordnete er ihr eine auf sie zugeschnittene Kräuterrezeptur. »Es sind zweimal vier Gramm von den Kräutern am Tag, die ich in Form von Tees zu mir nehmen muss«, erzählt Sarah. »Die Mischungen wirken krampflösend, stärken mein Immunsystem und behandeln meinen ganzen Körper. Seitdem ich sie anwende, bin ich komplett beschwerdefrei. Ich habe keine wehenartigen Schmerzen mehr bei der Periode.«

Die Eierstockzyste wäre unter der TCM-Behandlung fast einen Zentimeter kleiner geworden, berichtet Sarah weiter. Trotzdem ließ sie sich den linken Eierstock bei einer weiteren Operation entfernen, um weitere Beeinträchtigungen ihrer Fruchtbarkeit mit wenigstens einem intakten Eierstock zu minimieren. Die TCM-Behandlung führt sie weiter fort. »Auch die Probleme, die ich zuvor durch die Reizblase hatte, sind seitdem weg«, sagt sie.

Mittlerweile gehe sie auch zur Osteopathie, einer manuellen Therapie, die unter anderem bei der Lösung von Verwachsungen helfen soll. Dort sagte man ihr, ihre leicht gebeugte Körperhaltung käme dadurch, dass die Verwachsungen im Bauch sie nach vorn ziehen würde.

»Ich hatte noch nicht viele Anwendungen«, erzählt Sarah, »aber bereits jetzt schon das Gefühl, mich besser aufrichten und freier atmen zu können.«

In der Zeit, als die Endometriose bei ihr ausbrach, suchte Sarah einen Ausgleich und Ablenkung von diesem »Angriff auf die Weiblichkeit«. Seitdem bloggt sie auf www.lifestylebyqbine.de über schöne Dinge, die ihr guttun und sie in ihrer Weiblichkeit bestärken – Mode, Beauty, Healthy Food. Das ist ihre Art, ihre Waagschale gegen die Endometriose wieder aufzufüllen.

Sarah ist eine bemerkenswerte junge Frau, die beschlossen hat, sich durch die Endometriose nicht unterkriegen zu lassen.

TCM ZUR UNTERSTÜTZUNG DER KINDERWUNSCHBEHANDLUNG

Viele Frauen mit Endometriose beginnen wegen unerfülltem Kinderwunsch eine TCM-Behandlung. Die TCM kann hier in einigen Fällen gewinnbringend angewendet werden. Studien aus China und England bestätigen, dass die TCM die Fruchtbarkeit positiv beeinflussen kann. Die Behandlung kann etwa zur Verdickung der Gebärmutterschleimhaut beitragen, sodass sich die befruchtete Eizelle besser einnisten kann. Und gerade in der riskanten Frühphase der Schwangerschaft können die Kräuter dazu beitragen, dass sich die Schwangerschaft besser hält.

Nadine war Kinderwunschpatientin von Dr. Kalg und geht auch wegen den Endometrioseschmerzen weiterhin zu ihm. Schon als junges Mädchen hätte sie Beschwerden während der Periode gehabt, auch unter der Pille, erzählt sie mir. Anfangs hätten Schmerzmittel noch geholfen. Dieser Effekt wäre mit der Zeit aber immer schwächer geworden. Nachdem sie geheiratet hatte, setzte sie die Pille ab, um schwanger zu werden. Aber nichts passierte. Eine gynäkologische Ultraschalluntersuchung zeigte eine Endometriosezyste am Eierstock, die anschließend operativ entfernt wurde.

Lieber Tee als Schmerztabletten

»Die Beschwerden hielten sich nach der OP einigermaßen im Zaum«, berichtet Nadine. Doch bald schon folgte ein weiterer zystischer Befund unter der ersten Kinderwunschbehandlung. Der linke Eierstock, der schon mit dem Darm verwachsen war, musste entfernt werden. Nach dieser Sanierung wurde eine weitere Kinderwunschbehandlung durchgeführt. In der Zeit nahm Nadine die TCM-Tees zur Unterstützung der Einnistung der Eizelle und zur Festigung der Schwangerschaft ein.

»Nach der Schwangerschaft war erst einmal alles gut«, sagt Nadine. »Doch nach dem Abstillen: der reinste Horror! Ich hatte bei der Periode das Gefühl, ich würde ein weiteres Kind kriegen! Der Arzt in der Notaufnahme sagte mir, bei Endometriose müsse ich halt schon fünf Tage vor Einsetzen der Periode mit Schmerztabletten beginnen. Das habe ich nicht eingesehen. Da bin ich lieber wieder zu Dr. Kalg gegangen.«

Seitdem Nadine die Tees regelmäßig trinkt, ist sie schmerzfrei. Die Pille nimmt sie weiterhin in der Hoffnung, die Hormone würden die Endometriose ein wenig in Schach halten. Yoga helfe ihr auch ein bisschen. Seitdem könne sie besser mit Stress umgehen. Auch eine weizenfreie Ernährung habe sich positiv ausgewirkt. Nadine möchte sich noch einmal einer Kinderwunschbehandlung unterziehen und wird sich auch dieses Mal wieder der TCM-Behandlung begleitend unterziehen.

PHYTOTHERAPIE – PFLANZLICHE MITTEL BEI ENDOMETRIOSE

Es gibt zahlreiche pflanzliche Therapeutika, die in der Behandlung endometriosebedingter Beschwerden eingesetzt werden können. Diese wirken etwa antientzündlich, immunstärkend, schmerzreduzierend oder krampflösend. Einige unterstützen die Leber, sodass diese besser Östrogene abbauen kann. Bei pflanzlichen Arzneimitteln gibt es wie bei allen anderen Medikamenten Gegenanzeigen und Nebenwirkungen, die man in jedem Fall mit dem Arzt absprechen sollte.

Phytotherapeutika, die bei Endometriose zum Einsatz kommen, sind zum Beispiel:

- **Mönchspfeffer** soll die körpereigene Produktion von Progesteron erhöhen und so etwa gegen PMS wirken. Bei Endometriose wird es auch zur Behandlung von Unfruchtbarkeit eingesetzt, wenn ein Überschuss an Prolaktin vermutet wird.
- Arzneimittel aus der **Traubensilberkerze** werden bei PMS, Dysmenorrhoe und menopausalen Beschwerden verwendet. Da die Substanz krampflösend und entzündungshemmend wirkt, kann sie auch leichte endometriosebedingte Bauchschmerzen abmildern.
- **Kava Kava,** auch Rauschpfeffer genannt, hat krampflösende Eigenschaften und wird bei PMS, menopausalen Beschwerden, Dysmenorrhoe und Endometriose eingesetzt.
- **Ingwer** wird gerne in der TCM zur Linderung von Dysmenorrhoe eingesetzt. Die Knolle hat auch entzündungshemmende Wirkung. Wienhard und Tinneberg (siehe »Literaturtipps«, Seite 221) vermuten, dass eine Linderung mäßiger endometriosebedingter Beschwerden denkbar wäre.
- Über die Einnahme von **Sojaprodukten** bei Endometriose liest man viel Widersprüchliches. Es enthält Phytoöstrogene, also pflanzliche Stoffe, die wie Östrogen wirken. Wienhard und Tinneberg schreiben allerdings, dass diese die Endometriose nicht stimulierten und man somit nur von den positiven Effekten profitiere, etwa zum Ausgleich einer Behandlung mit GnRH-Analoga.
- Dr. Engelsing empfiehlt **Frauenmantel und Himbeerblätter** zur hormonellen Regulation. Speziell Frauenmantel hätte eine gestagenähnliche Wirkung und könne bei milder Endometriose sogar zur Rezidivprophylaxe eingesetzt werden.

- Schmerzlindernd wirken **Melisse und Gänsefingerkraut.**
- **Goldrute und Scharfgarbe** unterstützen die Funktion der Ausscheidungsorgane.

TEEREZEPT FÜR ENDOMETRIOSE NACH FRAU DR. ENGELSING

Zutaten:

- Schafgarbe
- Goldrute
- Schachtelhalm
- Frauenmantel

- Melisse
- Himbeerblätter
- Gänsefingerkraut

Zubereitung:

Die Heilkräuter zu gleichen Teilen mischen. Etwa 2 EL der Mischung mit nicht mehr kochendem Wasser übergießen und bis zu 10 Minuten zugedeckt ziehen lassen. Täglich zwei bis drei Tassen im Sinne einer Kur trinken.

Extrakte aus grünem Tee und der Weintraube

Verschiedene aktuelle Studien weisen auf eine Wirksamkeit von Epigallocatechin-3-Gallat (EGCG), dem Hauptwirkstoff in grünem Tee, bei Endometriose und Myome hin. In Versuchen mit Hamstern und Mäusen konnte EGCG Endometriose zurückdrängen. Auch in menschlichen Zellkulturen konnte die Vermehrung der Zellen durch EGCG reduziert werden. Allerdings liegen noch keine klinischen Studien am Menschen selbst vor.

Beim Myom konnte jedoch schon gezeigt werden, dass eine Gabe von 800 Milligramm Grüntee-Extrakt über vier Monate bei Frauen zu einem Rückgang der Wucherungen führte. Auch die Schmerzsymptomatik konnte verbessert werden. Noch fehlen Beweise zur Wirksamkeit von EGCG bei Endometriose, aber bisherige Ergebnisse lassen hoffen. Hochdosierte EGCG-Kapseln kann man freiverkäuflich erwerben.

Klinische Studien am Menschen stehen auch noch bei einem ähnlich erfolgversprechenden Präparat aus natürlichen Substanzen aus: **Resveratrol.** Es ist eine Substanz, die man aus der Weintraube gewinnt. In Tierversuchen konnte gezeigt werden, dass es die Endometriose aufhalten kann, indem es unter anderem deren Blutgefäßneubildung hemmt. Außerdem wirke es entzündungshemmend und hemme auch die Metastasierung. In Deutschland ist Resveratrol als Nahrungsergänzung frei erhältlich.

WEITERE NATÜRLICHE HEILMETODEN

Egal, für welchen alternativ- oder komplementärmedizinischen Weg man sich entscheidet, man sollte sich immer erst über Risiken und Nebenwirkungen aufklären lassen. Selbst pflanzliche Stoffe können unerwünschte Nebenwirkungen haben oder zu negativen Wechselwirkungen mit anderen Präparaten führen. Zu folgenden Verfahren habe ich etwas im Zusammenhang mit Endometriose gefunden:

Ayurveda

Die Schmerzsymptomatik der Endometriose ist in der indischen Gesundheitslehre Ayurveda Ausdruck einer sogenannten Vata-Steigerung. Dieser könnten unterschiedliche Ursachen zugrunde liegen, wie etwa eine bestimmte genetische Disposition, psychische oder soziale Belastungen oder eine falsche Ernährungsweise. Auch Schlafstörungen, Verstopfung und Erschöpfung könnten Zeichen einer Vata-Steigerung sein.

Um dieser entgegenzuwirken, wird im Ayurveda unter anderem ein regelmäßiger Tagesablauf mit regelmäßigen Mahlzeiten empfohlen. Abends

sollte man warmes, leichtes Essen zu sich nehmen. Ein Ayurveda-Thera-
peut wendet eventuell auch Ölmassagen mit zur Konstitution passenden
Pflanzenölen an. Auch Wärmeanwendungen, Abführtage und Darmein-
läufe können im Rahmen einer Ayurveda-Therapie eine Rolle spielen.

Bachblütentherapie

*   Bachblüte Nr. 15 (Holly) soll Erleichterung bringen, wenn man
    zu Krämpfen neigt.
*   Nr. 3 (Beech) bewirke das Loslassen auf mentaler Ebene und soll
    so auch zur Muskelauflockerung beitragen und sich positiv bei
    Menstruationsbeschwerden auswirken.
*   Nr. 23 (Olive) soll einen Energiemangel ausgleichen.
*   Nr. 22 (Oak) soll Frauen helfen, die die Menstruation zugunsten
    des Funktionierens verdrängen wollen.
*   Nr. 4 (Centaury) stärke Eigenverantwortung und Willensstärke.

Biofeedback

Die Biofeedback-Therapie ist im eigentlichen Sinne eine Verhaltens-
therapie und kann auch im Rahmen einer Schmerztherapie angewendet
werden.

Normalerweise unbewusst ablaufende Körperprozesse wie Herzrate,
Blutdruck, Schweißdrüsenaktivität, Muskelspannung oder Hirnströme
werden dem Patienten durch ein Biofeedbackgerät sichtbar bzw. hörbar
und somit bewusst gemacht. Der Patient soll mit der Zeit lernen, bewusst
Einfluss auf diese Prozesse zu nehmen.

Darmsanierung

Mit der Darmsanierung bringt man die Darmflora wieder ins Gleichgewicht, damit Verdauungsstörungen behoben und das Immunsystem

gestärkt wird. Neben der Darmreinigung, etwa mit pflanzlichen Mitteln, Flohsamen oder einer Darmspülung, wird in dieser Zeit eine basische Ernährung angeraten. Der Aufbau der Darmflora erfolgt durch die Einnahme von Präparaten, die jeweils andere Darmbakterien enthalten. Die Darmsanierung wird bei Endometriose sehr oft von naturheilkundlichen Ärzten empfohlen.

SART

Gynäkologin Dr. Schweizer-Arau hat die Systemische Autoregulationstherapie, kurz SART, entwickelt, eine Mischung aus Hypnose und TCM, die sie bei Endometriosepatientinnen anwendet. Eine Studie zeigte, dass sich in der Behandlungsgruppe nach dreimonatiger Anwendung eine signifikante Verbesserung von Schmerzen, Angst, Depressionen und Wohlbefinden einstellte.

Schüsslersalze

Mit Schüsslersalzen soll der Mineralhaushalt in Schuss gebracht werden. Bei Endometriose werden zum Beispiel gerne die entspannende Nr. 2 (Calcium Phosphoricum) und die wärmende und beruhigende Nr. 7 (Magnesium Phosphoricum) eingesetzt. Nr. 4 (Kalium Chloratum) soll die Gebärmutterschleimhaut stabilisieren, und den Säure-Basen-Haushalt bringt man wohl mit Nr. 9 (Natrium Phosphoricum) und Nr. 11 (Silicea) wieder auf Vordermann.

NATURIDENTISCHE HORMONE

Beim Thema »naturidentische« beziehungsweise »bioidentische« Hormone bei Endometriose scheiden sich wie so oft die Geister. Nicht jeder Gynäkologe ist daher bereit, sie einem zu verschreiben.

Es sind Hormone, die aus der mexikanischen Yams-Wurzel oder aus Soja synthetisiert werden und von ihrer biochemischen Struktur her mit den körpereigenen Hormonen identisch sind. Deshalb sagt man ihnen eine bessere Verträglichkeit nach. Häufig werden sie in Form von Cremes verabreicht, die man sich in der Apotheke anrühren lassen kann. In England und den USA findet man Progesteroncremes in den Drogeriemärkten. In Deutschland sieht es etwas anders aus. Hier sind Hormone grundsätzlich verschreibungspflichtig.

> Achtung: Mit naturidentischen Hormonen kann man nicht verhüten! Sie dienen lediglich dem Ausgleich einer hormonellen Dysbalance.

Befürworter der bioidentischen Hormone stützen sich meist auf die Arbeiten von Dr. John R. Lee (siehe »Literaturtipps«, Seite 222), der immer wieder auf die Schädlichkeit der künstlichen Hormone hingewiesen und besonders die Rolle des natürlichen Progesterons hervorgehoben hatte.

Kritiker – meist aus der Schulmedizin – sagen, man wolle mit den natürlichen Hormonen nur einen Markt voller verunsicherter Frauen abschöpfen. Ich finde, das ist ein bisschen so, als würde der Löwe dem Leoparden vorwerfen, das Gnu fressen zu wollen. Als Patientin steht man da und weiß nicht, wem man sich in den Schlund werfen soll.

Man sollte wissen, dass bisher publizierte Daten nicht ausreichen, um eine abschließende Bewertung von Nutzen und Risiken bioidentischer Hormone abzugeben. Die amerikanische Arzneimittelzulassungsbehörde weist beispielsweise darauf hin, dass ihr keine aussagekräftigen Nachweise vorlägen, um die Anwendungsansprüche für die »bioidentische Hormonersatztherapie« mit Blick auf ihre Wirksamkeit und Sicherheit in vollem Umfang zu unterstützen.

Ich kann nur raten, auch die Einnahme naturidentischer Hormone immer unter ärztlicher Aufsicht durchzuführen.

Ich selbst habe gute Erfahrungen mit Progesteroncreme gemacht, auch wenn es etwas gedauert hat, die richtige Dosierung zu finden. Ein zystischer Befund hatte sich unter der Behandlung sogar zurückgebildet. Als sich mein natürlicher Hormonstatus drastisch änderte und ich eine extreme Kurzatmigkeit nach Anwendung der Creme entwickelte, brach ich die Therapie ab und kümmerte mich erst mal um Ernährungsumstellung und Psychotherapie.

Bei einer Endometrioseveranstaltung hörte ich den Vortrag einer Betroffenen, die die Anwendung der Cremes konsequent durchgezogen hat. Die Ergebnisse sind beeindruckend.

Spucken, Messen, Cremen

Daniela beschreibt ihren Weg mit den naturidentischen Hormonen in der Broschüre »Endometriose – Einflüsse und Handlungsoptionen«. Angefangen hat alles mit folgender Erkenntnis:

»Wenn mich die Endo schon zu 50 Prozent im Alltag einschränkte, dann schränkten mich die Nebenwirkungen der Hormonspirale um weitere 30 Prozent ein, sodass ich mich nur noch zu 20 Prozent gesund oder heil oder normal fühlte.«

Nachdem sich Daniela ins Thema eingelesen hatte, ließ sie einen Speicheltest durchführen, um ihren Hormonstatus zu bestimmen. Sowohl die Östradiol- als auch die Progesteronwerte waren aus dem Gleichgewicht geraten. So wendete sie erst eine Creme mit naturidentischem Östradiol in der ersten Zyklushälfte und dann auch ein Gel mit Progesteron in der zweiten Zyklushälfte an.

Das Ergebnis nach drei Monaten: Die Endoschmerzen wurden deutlich besser, die Depressionen verschwanden, Einschlaf- und Durchschlafprobleme wurden weniger. Daniela konnte wieder leichten Sport treiben und Verabredungen einhalten. Die Fehltage im Büro gingen zurück, die Kopfschmerzen wurden weniger, die tiefe Erschöpfung verschwand.

Mit Disziplin zum hormonellen Gleichgewicht

Seit fünf Jahren nimmt Daniela jetzt schon bioidentische Hormone.

»Ich habe seither keine Endozysten mehr entwickelt und habe dies alle sechs Monate beim Gynäkologen kontrollieren lassen. Ebenso mache ich alle drei bis sechs Monate einen Speichelhormontest, um zu überprüfen, wie viel mein Körper selbst produziert und wie viel ich zuführen muss.«

Neben Östradiol und Progesteron lässt sie weitere Hormone abklären wie Testosteron, DHEA oder Prolaktin. Es ist immer ein anderes Rädchen, an dem man drehen muss. Laut eigener Aussage hat Daniela die Endometriose mithilfe der bioidentischen Hormone in den Griff gekriegt.

An ihrem Beispiel sieht man, dass man dabei immer am Ball bleiben muss. Regelmäßige Untersuchungen, Messungen und Anpassungen der Dosierungen sind Teil des Behandlungserfolgs. Ebenso muss man genau wissen, welche Creme man zu welchem Zeitpunkt im Zyklus aufträgt. Die Behandlung mit bioidentischen Hormonen erfordert Disziplin und auch ein wenig Organisationsgeschick.

Weitere Informationen, unter anderem eine Therapeutenliste, findet man beispielsweise unter:

www.hormon-netzwerk.de

www.hormonselbsthilfe.de

ALLTAG MIT ENDOMETRIOSE

LEBEN MIT EINEM CHAMÄLEON

Wie lebt es sich mit Endometriose? Nun, es ist einem nicht gerade danach, täglich mit Konfetti um sich zu schmeißen. Dafür fehlt einem häufig auch die Kraft. Mit Endometriose muss man eher mit dem, was man gelernt und in der Gesellschaft vermittelt bekommen hat, um sich schmeißen und es schließlich über Bord werfen. Dann klappt es ganz gut.

Dinge wie »Du kannst alles schaffen – du musst es nur wollen!«, stelle ich infrage, sobald ich mich mit dem Staubsauger in der dreckigen Wohnung positioniere und mein befallener Ischias zu schreien beginnt.

Man muss sich unabhängig machen von Erwartungshaltungen, auch von den eigenen. Und das schon in den banalsten Bereichen des Alltags.

Bei Endometriose geht mehr im Körper vor als »nur« der Schmerz. Wenn die Herde zünden, fühlt es sich zusätzlich so an, als hätte man einen Betäubungsschuss versetzt bekommen. Im Englischen gibt es einen passenden Ausdruck für diesen Zustand, »Brain Fog«, was so viel heißt die »Hirn-Nebel«. Alles in allem ist man während einer Endoattacke eher bedingt in der Lage, in ein Gespräch oder eine Diskussion einzusteigen, geschweige denn Job oder Haushalt zu verrichten. Wir Endofrauen tun das alles trotzdem. Es bleibt uns oft nichts anderes übrig. Niemand hat die Schauspielkunst so perfektioniert wie wir: Nach außen hin lächeln, nach innen hin einen leisen Tod sterben. Von frühester Jugend an wurde uns ja vermittelt, dass dieser Zustand normal sei. Wenn man sich besonders zusammenreißen muss, wirkt es schon mal, als sei man desinteressiert an dem, was Partner, Lehrer, Freunde oder Chefs zu sagen haben. Das stimmt auch. Man ist aber nicht desinteressiert, weil es einen generell nicht interessieren würde. Man ist nur in dem Augenblick mit etwas Essenziellerem beschäftigt: dem »Überleben«. Tage, an denen es einem verhältnismäßig gut geht, sind Tage, an denen gesunde Menschen sagen würden, wie beschissen es ihnen geht.

TABUTHEMA PERIODE

Endometrioseschmerzen zeigen sich häufig während der Periode – und schon haben wir es mit einem Tabuthema zu tun. Das wurde mir bewusst, als Frauen auf einer Gesundheitsmesse an unserem Infostand der Endometrioseselbsthilfegruppe nur mit vorgehaltener Hand vorbeischlichen und flüsterten »Hab ich auch«, und ein Mann sogar mit der Hand abwinkte und abschätzig sagte: »Ach, Frauen!«

Nein, über Menstruation und »Frauenkram« will man wirklich nicht sprechen. Und wenn, dann ist Periode das, wenn Frauen Tampons in ihrer Handfläche halten und in Sommerkleidchen auf der Straße Paso Doble tanzen. Als Frau, die jedes Mal drei Tage Lebendautopsie durch Chucky die Mörderpuppe hinter sich hat, fragt man sich schon, was da los ist.

Ich erinnere mich an einen Morgen in der Schule. Wir standen mit der neunten Klasse vor dem Klassenzimmer. Unser Lehrer kam, schloss den Raum auf, und alle drängten hinein. Im Hineingeschobenwerden, was ich mit den Schmerzen als sehr unangenehm empfand, flüsterte ich meiner besten Freundin zu: »Ich glaube, ich kriege gerade ein Kind.« Sie ging nicht darauf ein. Sie wusste gar nichts damit anzufangen. Wir redeten sonst über alles. Aber das war kein Thema für sie oder die anderen Mädchen. Irgendwas war bei mir anders. Und da man mit 15 nicht anders sein will, hört man auf, darüber zu reden, macht die Dinge mit sich selbst aus, fährt still leidend trotzdem mit in den Freizeitpark und geht mit auf jedes Fahrgeschäft. Es heißt, an Schmerzen könne man sich nicht erinnern. Dieser und viele dunkle Tage in meinem Leben bilden definitiv die Ausnahme …

Von Stalkern und rosa Elefanten

Es ist auch heute noch schwierig, mit Freundinnen, die nicht betroffen sind, über das Thema zu reden. Ich habe schon oft zu hören bekommen: »Versteck dich nicht hinter der Krankheit!« oder noch besser: »Denk doch mal nicht an die Krankheit!«

Lasst es mich in ein Bild packen: Stellt euch vor, ihr hättet einen Stalker. Auf einer Party steht er ganz dicht hinter euch und haut unentwegt mit einem Hammer auf euren Kopf, und alle sagen: »Herrje, dann lass ihn halt! Denk einfach mal nicht an ihn!«

Man kennt das Spiel: Denk jetzt mal nicht an einen rosa Elefanten!

Die Endometriose ist nicht da, weil ich an sie denke. Ich denke an sie, weil sie nun mal da ist.

Simulantenalarm!

Ein bisschen ist Endometriose auch wie meine Hündin: Da geht man stundenlang mit ihr durch Wald und Wiesen, und wo kackt sie hin: mitten ins Wohngebiet!

Entwickelt sich die Endo so, dass sie auch außerhalb der Periode zuschlägt, passiert es meist dann, wenn man gar nicht damit rechnet und es wirklich nicht brauchen kann.

Die Symptome der Endometriose sind zudem im höchsten Maße inkonsistent. So beschreibt man einen Zustand, der nicht lange Bestand hat und logisch widersprüchlich ist. Mit den inkonsistenten Symptomen wird unser Verhalten ebenso unbeständig und widersprüchlich. An einem Tag bereitet es Schmerzen, einen Wasserkasten zu schleppen, an einem anderen Tag nicht. Das versteht das Umfeld nicht unbedingt. Jedenfalls trägt man dieses Verhalten mit auf den Arbeitsplatz, und erkläre das mal deinen Kollegen!

»Ach, gestern konnte sie es noch! Schon komisch ... So krank kann sie gar nicht sein ...« Man wird zum dankbaren Mobbingopfer und als Simulantin oder Drückeberger hingestellt.

EXISTENZÄNGSTE SIND AN DER TAGESORDNUNG

Mit Endometriose hat man ständig mit Verlust- und Existenzängsten zu kämpfen. Es kommt nicht selten vor, dass Betroffene ihren Arbeitsplatz verlieren, weil sie oft krankgeschrieben sind. Und dann sitzt man beim nächsten Jobinterview, im Hinterkopf schwebt die Formulierung der Stellenbeschreibung: »leistungsfähig« und »belastbar« ... Man hört sich sagen »Ich bin ein absoluter Team-Player und sehr zuverlässig« und denkt sich gleichzeitig: »Wenn ich nicht gerade eine Endometriosephase habe ... Das bin dann aber nicht ich. ICH bin zuverlässig. Das ist dann die Endometriose!«

Bekommt man die Zusage, mischen sich unter die Freude Gedanken wie: »Herrje, ich werde hier alle enttäuschen! Schon bald werden die ersten Krankmeldungen kommen, dann die Diskussionen. Also, guten Willen zeigen und erst mal 200 Prozent geben, damit man in den Diskussionen sagen kann, dass man seinen Willen ja bewiesen hat! Hoffentlich verliere ich den Job nicht wieder direkt ...«

Nicht vermittelbar

Als mein Mann die Stelle in Köln angetreten hatte, musste ich von der Pfalz aus unseren Umzug unter Qualen organisieren und nebenbei den unangenehmen Weg der Rezidivdiagnostik gehen:

Darmspiegelung, MRT, CT, hin- und herpendelnd zwischen Pfalz und Rheinland. Und ich musste mir selbst einen neuen Job suchen. Bis dahin hatte ich mich nach der zweiten OP mit Dozentenjobs und Minijobs durchgeschlagen. Ich hing also auf einer Pobacke sitzend auf dem Stuhl des Arbeitsamts. Der freundliche Arbeitsvermittler fragte mich: »Wie viele Stunden am Tag können Sie mit der Erkrankung denn arbeiten?« Ich antwortete wahrheitsgemäß: »An manchen Tagen geht es. Da könnte ich vielleicht vier oder sogar sechs Stunden durchhalten. Aber an anderen Tagen wieder geht es gar nicht. Wann diese Phasen kommen und wie lange die dann anhalten, kann ich nicht sagen. Das ist unberechenbar.«

Ich hoffte auf eine Lösung mit Home Office oder flexiblen Arbeitszeiten. Der Arbeitsvermittler entgegnete nur: »Sie sind super qualifiziert, aber im Grunde nicht vermittelbar. Umschulung oder Fördermaßnahmen stehen Ihnen nicht zu. Am besten, Sie machen sich selbstständig. Dann können Sie die Arbeit um ihre Symptome herum organisieren.«

Mit einer Broschüre zur Unternehmensgründung humpelte ich aus dem Amt und wusste gar nicht mehr, wie es weitergehen sollte. Im sozialen Netz war ich nur der Beifang, den man wieder über Bord warf: Zu krank zum Arbeiten, mit meiner Endometriose von offizieller Seite aus nicht krank genug für Hilfe. Ich stellte einen Antrag auf einen Grad der Behinderung. Man erkannte mir 30 Prozent zu. Ich darf jetzt 320 Euro Krankheitskosten pauschal von der Steuer absetzen …

Viel Aufwand für nichts

Das sind so Momente, in denen man überlegt: Wofür das Ganze? Wofür hatte ich mir den A…llerwertesten aufgerissen? Wofür die Strapazen, tausend Jobs und Studium zu jonglieren, auf mich genommen? Wofür mir ein Stipendium ergattert und in Schottland andere Studenten bedient, Toiletten gewischt und Großküchen geputzt, damit ich mir eine gute Ausbildung ermöglichen konnte?

Ehrlich: Dann hätte ich auch gleich mit den Kids auf dem Dorfplatz saufen können! Wer weiß, vielleicht wären meine Chancen auf dem Arbeitsmarkt dann sogar noch größer, dann hätte ich wenigstens einen Sozialarbeiter ...

Es ist egal, zu welchem Amt man geht oder welchen Antrag man stellt, immer hat man das Gefühl, dort die Erste mit Endometriose zu sein. Da hat noch niemand für uns was erdacht, es gibt keine Strukturen, auf die wir zugreifen können.

Eine Betroffene schrieb mal von einem Amtsarzt, der in einem Schreiben pauschal formulierte: »Endometriose ist kein Rentengrund.« Welch undifferenzierte, unqualifizierte Aussage! Als wäre Endometriose ein bestimmtes Krankheitsbild und kein Sammelbegriff für vielfältige Krankheitsbilder, die unter Umständen durchaus zur Arbeitsunfähigkeit führen können. Eine Vermutung drängt sich auf: Auch manche Ärzte scheinen den Begriff »Endometriose« zu googeln und darunter lediglich »Menstruationsschmerz« zu finden ...

WAS KOSTET DIE ENDOMETRIOSE?

In einer Studie fand man heraus, dass die Endometriose volkswirtschaftlich gesehen fast genauso viel kostet wie Diabetes – allein schon durch den Arbeitsausfall der Frauen. Und jetzt kommt es: Dabei sei es ganz egal, ob diese auf der Arbeit erschienen oder nicht! Das heißt: Unter Endometriosesymptomen ist man nicht leistungsfähig, und es ist niemandem geholfen, wenn wir uns dann zu unseren Arbeitsstätten schleppen.

Um mit Endometriose gut leben und sie als Betroffene akzeptieren zu können, brauchen wir Hilfe von außen, gesellschaftliche Akzeptanz und Lösungen. Bisher läuft Endometriose im »Untergrund« ab. Die Frauen versuchen, die Erkrankung so gut es geht zu verstecken, betäuben sich mit Schmerzmitteln und brechen in der Bürotoilette oder zu

Hause zusammen, weil sie sich zu lange zusammenreißen mussten. Wir versuchen uns als chronisch Kranke mit einem »gesunden Persönlichkeitsanteil« einzubringen, der so nicht mehr existiert. Auch das haut auf die Psyche, dass man sich selbst ständig verleugnen muss.

Die Integration von Endometriosepatientinnen kann nicht so aussehen wie bisher, dass sich die Frauen unter Qualen zur Arbeit schleppen, um irgendwann ganz zusammenzubrechen oder nach unzähligen Kündigungen schließlich auf dem Sozialamt zu landen. Daher ist es wichtig, Tabus zu brechen und die Dinge beim Namen zu nennen.

Es gibt erste interessante Lösungsversuche in Großbritannien. Es geht nicht spezifisch um Endometriose, aber in einer britischen Firma hat man jetzt ein Arbeitsmodell eingeführt, bei dem die Frauen während ihrer Menstruation zu Hause bleiben dürfen und die Stunden an anderen Tagen nacharbeiten. Das wäre doch schon mal ein Ansatz!

ENDOMETRIOSE UND PARTNERSCHAFT

Über das Thema »Endometriose und Partnerschaft« rede ich mit Prof. Dr. Korell. Er gibt unter anderem Seminare für die Partner von Endometriosepatientinnen und versucht ihnen die Erkrankung »mannsgerecht« zu erklären.

Er erläutert mir die Ergebnisse einer Befragung, bei der man die Partner von Endometriosepatientinnen und von Brustkrebspatientinnen fragte, ob sich ihre Beziehung durch die Erkrankung verändert hätte, und wenn ja, wie sie sich verändert hätte. Auf die erste Frage fielen die Antworten etwa gleich aus: Jeweils 50 Prozent sagten ja, die Beziehung hätte sich verändert. Bei der zweiten Frage gab es allerdings starke Abweichungen: Die Partner von Brustkrebspatientinnen sagten überwiegend, die Beziehung hätte sich verbessert, während die Partner von Endometriosepatientinnen in der Mehrzahl angaben, dass sich die Beziehung durch die Erkrankung verschlechtert hätte.

Wenn die Frau aus der Werkstatt kommt

Prof. Dr. Korell versucht, mir diese unterschiedliche Dynamik der Beziehungsentwicklung wie folgt zu erklären: Männer wollen die Dinge verstehen und denken eher technisch. Sie seien gewohnt: Wenn man das Auto zur Werkstatt bringt, bekomme man es repariert wieder zurück. Nun bringen sie ihre Frau ins Krankenhaus. Bei Brustkrebs gäbe es zwei Möglichkeiten: Die Frau komme »repariert« wieder zurück, oder die Gesundheit könne nicht mehr hergestellt werden. In dem Fall intensiviere sich die Partnerschaft meist in Anbetracht der Endlichkeit. Man hole sozusagen das Beste aus der gemeinsamen Zeit, die einem noch verbleibt, heraus.

Bei Endometriose sei es nun so, dass der Mann die Frau immer wieder in die »Werkstatt« bringen müsse, sie aber nie wirklich »repariert« wieder herauskäme. Die Intensivierung der Partnerschaft durch ein nahendes Ende entfalle. Schließlich bliebe nur der Frust. Es sei wichtig, dass der Mann akzeptiere, dass die Frau Endometriose habe. Ebenso sei es wichtig, dass die Frau akzeptiere, dass der Mann KEINE Endometriose und dadurch nicht dieselben Grenzen habe. Falsche Erwartungshaltungen auf beiden Seiten seien Gift für die Beziehung.

Das erste Date mit Endometriose

Einige meiner Endometriosebekannten sind auf der Suche nach einem Partner. Aus ihren Erzählungen wird deutlich, wie schwierig es durch die Erkrankung ist. Da sitzt man, zurechtgemacht und aufgebrezelt, obwohl man sich nach Jogginghose, Wärmflasche und Couch fühlt. Und während er von Job oder Hobby erzählt, denkt man: »Wann soll ich es ihm sagen? Jetzt schon? Dann läuft er sofort weg. Vielleicht erst mal näher kennenlernen. Vielleicht mag er mich ja dann so, dass er dann trotzdem bleibt. Obwohl, wer will schon eine Frau mit Endometriose … Ich sollte es direkt klären. Dann kann er nicht sagen, er hätte es nicht von Anfang an gewusst … Vielleicht aber doch nicht beim ersten Date.

Vielleicht warte ich bis zum zweiten oder dritten ... Herrje, was mache ich, wenn er schon bald mehr will, ich aber gerade eine Endoattacke habe? Dann muss ich es ihm sagen. Oh Gott, wie abtörnend! Dann geht er erst recht ...«

Ich fand es erschütternd, als eine meiner Bekannten meinte: »Beim achten Date habe ich es ihm gesagt. Ich habe nie wieder etwas von ihm gehört.«

Gerade für junge Frauen, die ihre Weiblichkeit und ihre Sexualität entdecken wollen, stellt die Endometriose in manchen Fällen eine besonders grausame Herausforderung dar. Viele halten extreme Schmerzen beim Geschlechtsverkehr aus. Sie haben Angst vor Abweisung, Angst, sonst nicht geliebt zu werden.

Sorry, Schatz!

Etwa 50 Prozent der Betroffenen haben während des Geschlechtsverkehrs oder danach starke Schmerzen, wodurch sie eine enorme Einschränkung der Lebensqualität, weiteres kritisches Konfliktpotenzial in der Partnerschaft und nicht zuletzt eine Herausforderung für Weiblichkeit und Selbstwertgefühl erfahren.

Die tief infiltrierende vaginale Endometriose etwa kann zu Störungen der Libido, der Erregungsfähigkeit und der Orgasmusfähigkeit führen. Schmerzen beim Geschlechtsverkehr oder nach frauenärztlichen Untersuchungen können bei einigen Betroffenen sogar das einzige Symptom der Endometriose sein. Beim Ausbleiben der »typischen« Symptome denkt man aber nicht unbedingt an Endo. So manche Frau wird dann zum Psychologen geschickt, obwohl sie eigentlich eine OP bräuchte.

Dr. med. Brigitte Leeners schreibt in ihrem Artikel zu psychosomatischen Aspekten der Endometriose, dass eine Sexualberatung eine wichtige Hilfestellung bieten könne.

»Wie bei anderen sexuellen Störungen gilt es, den Austausch beider Partner über ihre sexuellen Bedürfnisse zu fördern. Bei einer Dyspareunie sind Stellungen, bei denen die Frau die Kontrolle über Bewegungen und Eindringtiefe hat, oftmals günstiger. Außerdem ist es hilfreich, dem Paar den Weg zu einem Experimentieren mit Elementen des Pettings im Sinne einer Erweiterung ihres sexuellen Spektrums zu ebnen.«

Das ist ja alles schön und gut. Ich sehe nur kein 18-jähriges Pärchen, das sich gerade gefunden hat, bei der Sexualberatung sitzen. Es wird dringend Zeit, Endometrioseaufklärung an den Schulen anzubieten!

AB AUF DEN SONDERMÜLL!

Die Endometriose zerstört auch platonische Freundschaften. Es ist mir selbst passiert. Ich kann nicht mehr mithalten und nicht mehr »auf jeder Party mittanzen«. Das wird einem schon mal verübelt. Von einer Freundin wurde ich regelrecht aussortiert. Sie ist ein Mensch, der ständig Menschen um sich herum haben muss, um ihre Energie aus ihnen zu beziehen. Partys, Reisen, Spieleabende. Wie will man Energie aus einer leeren Batterie beziehen? Und schon landete ich unter irgendwelchen Vorwänden auf dem Sondermüll. Damit muss man fertigwerden.

Ich las den Kommentar einer Betroffenen zum Thema Freundschaft: »Irgendwann hören sie auf, einen zu besuchen. Bei der ersten OP kommen noch alle, bringen Blumen und Grüße. Von OP zu OP werden es immer weniger, bis niemand mehr kommt. Sie denken, man gewöhne sich daran, krank zu sein. Dabei wird es nur immer anstrengender und beängstigender.«

HERAUSFORDERUNG JAHRESPLANUNG

Verabredungen muss man vage halten: »Mal sehen, wie es mir dann geht« – und oft muss man sie ganz absagen. Zum Terminkalender greift man meist nicht, um zu schauen, ob man schon was vorhat, sondern u.a.

zu checken, welcher Zyklustag dann ist. Alles wird minutiös um die kritischen Tage herum geplant. Und wehe, Eisprung oder Menstruation verschieben sich nur um einen Tag! Das hat eine Kettenreaktion zur Folge, da ist direkt die ganze Jahresplanung im Arsch! Werden die Schmerzen irgendwann chronisch, greift man aus alter Gewohnheit immer noch zum Kalender, um festzustellen, dass man absolut keinen Anhaltspunkt mehr hat.

Alltag mit Endometriose ist schwierig und kompliziert, und man selbst wird es auch – ganz unfreiwillig. An besonders schlimmen Tagen will man einfach nur überleben. Banalste Kleinigkeiten werden zur Herausforderung. Der Gang zur Toilette wird geplant wie ein sechswöchiger Urlaub: »Wie gehe ich vor, was mache ich zuerst ...?« Hat man es dann überstanden und die rettende Couch wieder erreicht, möchte man nur noch daliegen und atmen. Die Wärmflasche möchte man sich am liebsten direkt in die Organe implantieren lassen.

Und dann kommt der Partner und macht eigentlich was Nettes, aber in dem Moment so Falsches: Er möchte einen aufmuntern! Damit bringt er einen dazu, mehr tun zu müssen als zu atmen. Man muss sich durch den Schmerz hindurch zu einer Reaktion zusammenreißen. Das gelingt nicht immer. Es wird einem als schlechte Laune ausgelegt. Oh, wie oft das Verhalten mit Endometriose falsch verstanden wird!

KRANK IST DAS NEUE NORMAL

Die Endometriose verweist einen in vielen Fällen auf die Zuschauerplätze, und man sieht anderen dabei zu, wie diese die eigenen Träume erfüllen. Sei es die Familienplanung, die Karriere, das Auswandern ... Außenstehende sagen vielleicht: »Komm drüber hinweg! Wir alle erleben Schicksalsschläge!«

Genau hier liegt die besondere Herausforderung der Endometriose: Sie ist kein Schicksals-»Schlag«. Sie trifft dich nicht »einmal«, und dann musst du schauen, wie du dich anpasst. Sie trifft dich jedes Mal aufs Neue! Denn sie ist ständig in Veränderung. Plötzlich hast du Schmerzen an Stellen, wo sie noch nie waren. War erst der Darm betroffen, und man hat sich gerade an sein Leben nach der Darm-OP gewöhnt, ist es plötzlich die Blase, die ihren Dienst versagt. Es dauert daher sehr lange, sich mit der Erkrankung und ihrer Launenhaftigkeit zu arrangieren.

Es dauert auch deswegen lange, weil wir mit der Vorstellung aufwachsen, dass Gesundheit der »Normalzustand« sei, und alles versuchen, um das »Normale« oder das »eigentliche Leben« wiederherzustellen.

Als ich das zweite Mal wegen der Endo im Krankenhaus lag und meine Zimmernachbarin mir mit geröteten Wangen von ihrer großen Liebe erzählte, einem russischen Soldaten damals in der ehemaligen DDR, traf es mich plötzlich wie ein Blitz:

»Hier im Krankenhaus, das ist auch das Leben!« Es klingt vielleicht komisch, aber ich habe mit jeder Faser meines Körpers begriffen, dass Krankheit und Tod genauso zum Leben dazugehören wie Geburtstagspartys und Black Fridays.

Wir versuchen krampfhaft, es von uns fernzuhalten, aber mit einer chronischen Krankheit lebt es sich besser, wenn wir es akzeptieren. Ich weiß aber auch, dass ich es bei einem anderen, der seine eigene Verwundbarkeit noch nie so unmittelbar gespürt hat, nicht erwarten kann. Daher ist der Austausch in der Selbsthilfe für mich enorm wichtig: Hier wird man WIRKLICH verstanden!

DU BIST NICHT ALLEIN!

ENDOMETRIOSESELBSTHILFE

Ich gebe zu, ich hatte Vorurteile. Mit Selbsthilfegruppe verbindet man erst mal das, was man nicht gerade verkörpern möchte: Schwäche, es allein nicht schaffen, sich gegenseitig was vorheulen – das Eingeständnis eines Zusammenbruchs. Man ist so ein bisschen peinlich berührt.

Als sich eine Endometrioseselbsthilfegruppe hier in Bonn gründete (www.endometriose-bonn.de), bin ich hingegangen und sehr froh darüber: Es geht um Mut, Offenheit, Solidarität, Inspiration, und entgegen aller Erwartung wird viel gelacht.

Ich habe selten so viele starke Frauen auf einem Haufen gesehen! Stark zu sein bedeutet nicht, nicht auch mal zusammenzubrechen. Stark zu sein bedeutet, immer wieder aufzustehen! Das beweisen diese Frauen tagtäglich. Verschiedenste Bewältigungsstrategien fügen sich zu einer bunten Mischung zusammen, von der basischen Ernährung bis zum Poledance.

Claudia Ott, die Gründerin der SHG-Bonn, verarbeitet zum Beispiel ihre Endometriosegeschichte auf ihrer Website »Kunst – ähnlich aber anders« (www.aehnlich-aber-anders-art.de) mit Gedichten und Bildern.

In der Selbsthilfegruppe wird einem auch die ganze Bandbreite der Erkrankung bewusst: Hier sitzen 19-Jährige neben 50-Jährigen, hier freut man sich über Zwillingsnachwuchs, hier bangt man um die Endoschwester, bei der auf dem Boden der Endometriose Eierstockkrebs ausgebrochen ist und die trotz der tragischen Diagnose uns alle mit ihrer Lebensfreude ansteckt.

So unterschiedlich wir sind, so einig sind wir uns in der Meinung: **Es muss sich etwas verändern!**

Auf diversen Veranstaltungen versuchen wir, Öffentlichkeits- und Aufklärungsarbeit zu leisten. Es gibt noch viel zu tun! Je mehr sich in der Selbsthilfe engagieren, desto mehr steigt die Hoffnung, die Endometriose aus ihrem Schattendasein ins öffentliche Interesse rücken zu können – die Voraussetzung dafür, nach Lösungsansätzen in allen Bereichen zu suchen.

DIE ENDOMETRIOSE-VEREINIGUNG DEUTSCHLAND E.V.

Möchte man eine eigene Endometrioseselbsthilfegruppe gründen, steht einem etwa die Endometriose-Vereinigung Deutschland zur Seite. Seit 1996 gibt es die bundesweit tätige und unabhängige Selbsthilfeorganisation. Neben der Öffentlichkeitsarbeit geht es dem Verein vor allem darum, die Patientinnenkompetenz zu stärken. Basierend auf der jahrelangen Erfahrung von Betroffenen bietet die Vereinigung Informationen und begleitende Unterstützung, etwa bei Klinikbesuchen, Kinderwunschbehandlung oder sozialen Antragsverfahren. Es gibt ein kostenloses Beratungstelefon und Online-Beratung.

Man kommt in den Austausch mit anderen Betroffenen, redet über Therapieverfahren, aber auch über Lebensführung und Alltag. Auf Veranstaltungen erfährt man Neues aus der Endometrioseforschung und kann sich Vorträge von Spezialisten anhören.

Als Mitglied der Vereinigung hat man unter anderem die Möglichkeit, bei den Zertifizierungsverfahren von Arztpraxen und Kliniken mitzuhelfen und ein Wörtchen mitzureden.

ENDOMETRIOSEZENTREN

Es gibt mittlerweile allein in Deutschland über 100 Endometriosezentren. Eine aktuelle Liste findet man auf der Website der Endometriose-Vereinigung (www.endometriose-vereinigung.de).

Ein **Endometriosezentrum** kann schon eine zertifizierte gynäkologische Arztpraxis sein. Diese muss folgende Mindestkriterien erfüllen:

* eine spezielle Endometriosesprechstunde
* Untersuchung, Sonografie, Beratung und Betreuung in einer Hand
* Offenheit für ergänzende Therapieansätze (Schmerztherapie, Akupunktur etc.)
* Teilnahme an Endometriosefortbildung, Qualitätszirkel u.ä.
* Zusammenarbeit mit Selbsthilfegruppen vor Ort und der Endometriose-Vereinigung

Ein **klinisches Endometriosezentrum** erfüllt neben den Mindestkriterien noch folgende Punkte:

* komplette bildgebende invasive Diagnostik
* operative Therapie einschl. Darm- und Blasenchirurgie
* interdisziplinäre Zusammenarbeit (Urologie, Abdominalchirurgie, Radiologie, Anästhesie, Pathologie)
* Sterilitätsdiagnostik und Therapie (Zusammenarbeit mit IVF-Zentrum)
* Schmerzdiagnostik und Therapie (Zusammenarbeit mit Schmerzambulanz, Psychosomatik)
* endoskopische Operationen (Zusammenarbeit mit Tagesklinik, Frauenklinik)

- Darm-Blasen-Chirurgie (Zusammenarbeit mit Urologie und Abdominalchirurgie)
- Rehabilitationsproblematik (Zusammenarbeit mit Reha-Klinik)

Ein **klinisch wissenschaftliches Endometriosezentrum** erfüllt zu den oben genannten Kriterien zusätzlich:
- Fortbildungsaktivitäten (für Ärzte und Patientinnen)
- aktive Teilnahme an Studien und Datenanalyse zur Qualitätskontrolle
- eigene Forschungsaktivitäten und Ausbildung und Lehre

EMPFEHLUNGEN FÜR ENDOMETRIOSEPATIENTINNEN

Eine der Mitarbeiterinnen und Beraterinnen der Endometriose-Vereinigung ist Andrea Franke. In unserem Gespräch nennt sie mir Punkte, die die Endometriose-Vereinigung jeder Betroffenen nur empfehlen kann:

- **Eine Zweitmeinung einholen**
  Ruhig mindestens zwei Endometriosespezialisten aufsuchen und OP-Konzepte von Krankenhäusern vergleichen.

- **Behandlungsoptionen prüfen**
  Was bedeutet es zum Beispiel, ein bestimmtes Hormonpräparat zu nehmen, Homöopathie oder TCM zu machen? Welches Ziel verfolge ich mit der jeweiligen Behandlung? Man sollte sich einer gründlichen Anamnese unterziehen, sich über Risiken und Nebenwirkungen aufklären lassen und Methoden, auch Ernährungskonzepte, kritisch prüfen. Wo kommen welche Informationen her? Wer steckt dahinter?

- **Beschwerdebild aufstellen**
  Vor der Entscheidung zu OP, Hormonen, TCM, Physiotherapie
  usw. den Zustand des Körpers auswerten: Blut und Speichel unter-
  suchen lassen (Hormone, Mineralstoffe, Vitamine?). Die Gefühls-
  instanz fragen (Was sagt mein Bauchgefühl?). Was ist der nächste
  Schritt? Dokumente wie OP- und Befundberichte sammeln und
  auswerten. Passt es zum Beschwerdebild? Man sollte sich auch die
  Frage beantworten können: Was triggert meine Endometriose?

- **Gespräche vorbereiten**
  Wie kommuniziere ich mit wem? Was will ich sagen? Wie drücke
  ich es aus? Gehe ich allein oder in Begleitung? Brauche ich einen
  Zettel mit Stichworten? Fühle ich mich bei diesem Arzt, Therapeuten etc. wirklich gut aufgehoben?

- **Netzwerk aufbauen**
  Ärzte, Komplementär- und Alternativmediziner, Psychotherapeuten etc. seines Vertrauens finden. Krankenkassen und ihre Leistun-
  gen vergleichen. Gleichgesinnte, evtl. eine Selbsthilfegruppe finden.

- **Regelmäßig zur Kontrolle gehen**
  Nicht nur den Arzt des Vertrauens finden, sondern auch Kontinu-
  ität in die Untersuchungen bringen.

Allgemein wäre es wichtig, zur Managerin der eigenen Erkrankung zu
werden!

ENDO MARCH – EINE NEUE HOFFNUNG

Im März 2014 gingen Tausende Endometriosepatientinnen und Angehörige rund um den Globus auf die Straße, um uns Betroffenen Gehör
zu verschaffen. Die Kampagne »Endo March«, ausgehend von den USA,
ist ein erster kleiner Schritt, der Endometriose die Beachtung einzubrin-

gen, die sie braucht, damit die Forschung in Gang kommt, geeignete Therapien gefunden und wir Endopatientinnen einfach ernst genommen werden!

Katja Uttinger organisiert den Endo March für Deutschland in Schweinfurt (siehe www.facebook.com/EndomarchGermany).

»Ich möchte jungen Mädchen dieses Trauma ersparen – das Trauma, dass einem nicht geglaubt wird«, sagt sie zu ihrer Motivation. »Selbst mit der Diagnose muss man kämpfen und rechtfertigen, dass man diese Erkrankung hat. Ich muss mich immer wieder erklären, dass ich erschöpft bin. Das private Umfeld kann einen seelisch damit kaputtmachen. Das möchte ich der nächsten Generation einfach ersparen.«

Katja Uttinger möchte sich auch in Zukunft verstärkt in der Aufklärungsarbeit engagieren: »Ich möchte in die Schulen gehen. Regelschmerzen sind nicht normal! Das sollte jedes Mädchen wissen. Der Sexualkundeunterricht ist da nicht ausreichend.«

Im Umgang mit ihrer Erkrankung habe ihr allein schon die Diagnose geholfen. »Der Schmerz hatte endlich einen Namen«, erinnert sie sich. Auch das »Outing« in der Öffentlichkeit und die Gespräche mit anderen Betroffenen helfen ihr. Auf ihrem Blog »www.endokat.blogspot.de« berichtet Katja von ihren Erfahrungen. Das Schreiben sei wie eine Therapie, sagt sie. »Auch zum Line Dance zu gehen tut mir gut. Es bietet Ablenkung. Man muss mal von zu Hause weg, nur was für sich machen, und braucht auch etwas, was nichts mit Endometriose zu tun hat.«

Da hast du recht, meine liebe Endoschwester!

MEINE ENDOMETRIOSEWUNSCHLISTE

Abschließend möchte ich hier eine kleine Wunschliste vorstellen, die man so leider nicht einfach auf Amazon stellen kann:

- Ich wünsche mir, dass das Schweigen gebrochen wird.
- Ich wünsche mir, dass das Thema Endometriose und alles, was damit verbunden ist, aus der Tabuzone heraustritt.
- Ich wünsche mir, dass man als Betroffene bald offen über die Erkrankung reden kann, ohne sich ständig rechtfertigen zu müssen, sondern jeder weiß, was die Diagnose »Endometriose« wirklich bedeutet.
- Ich wünsche mir, dass wir ernst genommen werden.
- Ich wünsche mir, dass es Arbeitsmodelle für Betroffene geben wird und dass jedem Beteiligten bei Antragsverfahren klar ist, welches Ausmaß diese Krankheit nehmen kann.
- Ich wünsche mir, dass man mehr in die Forschung investiert und irgendwann die Ursache der Endometriose bekannt und ein Heilmittel gefunden wird.

Manchmal sagen mir andere Betroffene, sie fänden es mutig von mir, mit Endometriose an die Öffentlichkeit zu gehen. Natürlich frage ich mich schon mal, ob es richtig ist, meine Geschichte so preiszugeben. Aber es gibt da einen Gedanken, diesen einen Gedanken, der jeden Zweifel sofort zerschlägt und mich weiter antreibt: Einer 15-Jährigen, die solche Qualen durchstehen muss, soll nie wieder von einem Arzt gesagt werden, sie solle sich nicht so anstellen!

ÜBER DIE AUTORIN

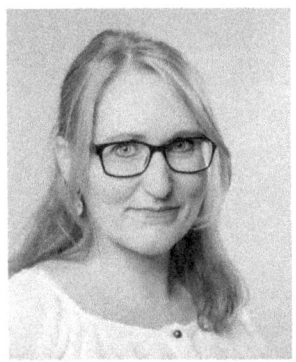

Martina Liel war Ende 20, hatte gerade ihr Studium beendet und wollte hinaus in die große weite Welt. Doch statt an den Stränden im Land ihrer Träume fand sie sich gestrandet wieder – auf der Intensivstation. Zwei Bluttransfusionen, vier Kilo entferntes Gewebe, sechs Stunden OP. Diagnose: Endometriose. Schnell wurde ihr klar: Diese Krankheit braucht mehr Öffentlichkeit!

Auf ihrem Blog www.endobay.de schreibt Martina Liel über ihre Versuche, die Krankheit besser zu verstehen und die Lebensqualität TROTZ der Endometriose so gut wie möglich aufrechtzuerhalten. Außerdem engagiert sie sich in der Endometrioseselbsthilfegruppe Bonn und in der Endometriose-Vereinigung Deutschland e.V.

Sie lebt mit Mann und Hund in Bonn und arbeitet als freie Texterin und Autorin.

GLOSSAR

Abszess: Eiteransammlung in einem neu gebildeten Gewebshohlraum.

Add-back-Therapie: Gabe eines niedrig dosierten Östrogens während der Behandlung mit GnRH-Analoga (siehe GnRH).

Adenomyose: Auch »Adenomyosis uteri at tubae« oder »Endometriosis genitalis interna«. Sonderform der Endometriose in der Gebärmutter- und/oder Eileitermuskulatur.

Adnexitis: Entzündung von Eileiter und Eierstock.

AHB: Abkürzung für Anschlussheilbehandlung.

Adhaesiolyse: Auch Adhäsiolyse. Operative Lösung von Verwachsungen.

Adhäsionen: Verwachsungen.

Adhäsionsbarrieren: Materialien, flüssig oder fest, die Wundflächen voneinander trennen und so deren Verkleben vermeiden sollen.

Adhäsionsprophylaxe: Das Vorbeugen von Verwachsungen.

Adhaesionssitus: Auch: Adhäsionssitus. Lage und Anordnung von Verwachsungen.

Alternativmedizin: Auch Komplementärmedizin. Diagnose- und Behandlungsmethoden außerhalb der streng wissenschaftlichen Schulmedizin.

Anästhesiologie: Teilgebiet der Medizin, das sich zum einen mit Betäubungsmethoden (Anästhesie) beschäftigt, aber auch mit Bereichen der Intensiv- und Notfallmedizin und mit der Schmerztherapie.

Angiogenese: Neubildung von Blutgefäßen aus bereits bestehenden Blutgefäßen.

Antidepressivum: Arzneimittel, das die neuronalen Einflüsse im Gehirn beeinflusst und bei Depressionen und anderen psychischen Störungen eingesetzt wird.

Antiepileptikum: Auch Antikonvulsivum. Arzneimittel zur Verhinderung epileptischer Anfälle. Manche Antiepileptika werden auch zur Behandlung von anderen Erkrankungen wie etwa Migräne oder Depressionen eingesetzt.

Antinukleäre Antikörper: Abwehrzellen des Immunsystems, die sich gegen Bestandteile der Zellkerne eigener Körperzellen richten.

Aromatase: Enzym (siehe Enzym), welches Androgene (Sexualhormone) zu Östrogen umwandelt.

Aura: Neurologische Symtome, von Sehstörungen bis zu Lähmungserscheinungen, die einer Kopfschmerzattacke bei einer Migräne vorausgehen.

Autoimmunerkrankung: Krankheit durch überschießende Reaktion des Immunsystems gegen körpereigenes Gewebe.

Balneotherapie: Bädertherapie.

Benigne: Gutartig.

CA-125: Cancer Antigen 125, Tumormarker, der bei Tumoren wie Eierstockkrebs, aber auch bei Endometriose oder anderen entzündlichen Krankheiten des Bauchraums erhöht sein kann.

Cavum uteri: Gebärmutterhöhle.

Chromosom: Molekülkomplexe, welche die Erbinformationen (Gene) enthalten.

Clean Eating: Ernährungsweise mit unverarbeiteten Lebensmitteln.

Cluster-Kopfschmerz: Auch »Histaminkopfschmerz«. Kopfschmerzen, die in Attacken kommen und sich durch einen extrem starken, einseitigen Schmerz hinter Auge und Schläfe auszeichnen.

Co-Analgetika: Arzneimittel, die gemeinsam mit einem Schmerzmedikament verabreicht werden.

Computertomografie (CT): Bildgebendes Verfahren mit Röntgentechnologie.

Cortisol: Hormon, das bei Stress ausgeschüttet wird.

Danazol: Abgeleiteter Stoff des Sexualhormons Testosteron, der früher zur Endometriosetherapie eingesetzt wurde und in Deutschland nicht mehr erhältlich ist.

DHEA: Dehydroepiandrosteron. Steroidhormon. Vorstufe von sowohl männlichen (Androgene) als auch weiblichen (Östrogene) Sexualhormonen.

Differenzialdiagnostisch: Nach einer Methode, die Krankheiten mit gleicher oder gleichartiger Symptomatik berücksichtigt.

Dioxine: Umweltschadstoffe, die sich im Fettgewebe anreichern und krebserzeugend sind.

Douglas-Raum: Taschenförmige Einsenkung des Bauchfells zwischen Rektum (unterster Abschnitt des Dickdarms) und Gebärmutter.

Dysmenorrhö: Krampfartige, lang anhaltende Menstruationsschmerzen.

Dyspareunie: Schmerzen beim Geschlechtsverkehr.

Eliminationsdiät: Es werden nach und nach Lebensmittel weggelassen, um die Nahrungsmittel aufzuspüren, die nicht vertragen werden.

Embolie: Verschluss eines Blutgefäßes durch Bluteinschwemmung.

Endokrinologe: Arzt der Endokrinologie (= Lehre von den Hormonen).

Endokrin: Hormone betreffend.

Endometrioseherd: Ort, an dem sich Endometriosezellen befinden. Auch »Endometrioseläsion«, »Endometriosegeschwür« oder »Endometriosetumor« genannt.

Endometriosesanierung: Operative Entfernung der Endometrioseherde.

Endometriosis extragenitalis: Endometriose außerhalb des kleinen Beckens.

Endometriosis genitalis externa: Endometriose außerhalb der Gebärmutter, jedoch noch in deren näheren Umgebung: auf Eierstöcken (ovariell), Bauchfell (peritoneal) und/oder zwischen Enddarm und Scheide (rektovaginal).

Endometriosis genitalis interna: siehe Adenomyose.

Endometriose: Abgeleitet von griechisch »endon« = innen und »metra« = Gebärmutter – Zellen außerhalb der Gebärmutterhöhle, die solchen Zellen ähneln, die man sonst nur in der Gebärmutter, im Gebärmutterhals und in den Eileitern findet. Auch verwendet als Ausdruck der Erkrankung, die daraus resultiert, wenn diese Zellen beginnen zu wuchern und/oder Entzündungsstoffe freizusetzen.

Endometrium: Gebärmutterschleimhaut.

ENZIAN-Score: Klassifikation nach der Stiftung Endometriose-Forschung, die auch die tief infiltrierende Endometriose berücksichtigt (siehe rAS-RM-Score).

Enzym: Biochemische Katalysatoren. Eiweißstoffe, die andere Stoffe im Körper entweder aufspalten oder verändern.

Fatigue: Chronische Erschöpfung.

Fibrin: Eiweißstoff, der bei der Blutgerinnung entsteht.

Fibromyalgie: Chronische Faser-Muskel-Schmerzen.

Follikelstimulierendes Hormon: FHS. Regt von der Hirnanhangdrüse aus bei der Frau die Eierstöcke zur Eibläschenreifung (Follikelreifung) und zum Eisprung, beim Mann zur Spermienbildung an.

Freie Radikale: Kurzlebige Sauerstoffverbindungen in Zellen, die diverse Krankheiten begünstigen können.

Gastroenterologe: Arzt der Gastroenterologie, eines Teilgebiets der Medizin, das sich mit dem Magen-Darm-Trakt und den hiermit verbundenen Organen Leber, Gallenblase und Bauchspeicheldrüse beschäftigt.

Generalisierte Hypersensitivität: Überempfindlichkeit des Körpers auf Mikroorganismen, Stoffe oder Außenreize.

Gestagen: Auch »Gelbkörperhormon« oder »Schwangerschaftshormon« genannt. Weibliches Geschlechtshormon, das die Gebärmutterschleimhaut in der zweiten Zyklushälfte auf die Einnistung der Eizelle vorbereitet. Synthetisch hergestellte Gestagene (Progestine) werden zur Verhütung, Hormonersatztherapie oder Endometriosebehandlung verwendet.

Gluten: Klebeeiweiß, das natürlich in manchen Getreidearten vorkommt.

GnRH: Gonadotropin-Releasing-Hormon. Hormon aus dem Zwischenhirn, das bestimmte Sexualhormone aus der Hirnanhangdrüse freisetzt, die wiederum die Eierstöcke steuern.

Histologie: Wissenschaft vom biologischen Gewebe. In der histologischen Abteilung werden Gewebeproben unter dem Mikroskop untersucht.

GnRH-Analoga: Arzneimittel mit einer ähnlichen Struktur wie GnRH. Dadurch kommt es anfangs zu einer Stimulierung der Eierstöcke und einem kurzen Anstieg des Östrogenspiegels. Bei kontinuierlicher Gabe dreht sich dieser Effekt, sodass Eierstockfunktion und Östrogenspiegel herunterreguliert werden. Vs. GnRH-Antagonisten: Arzneimittel, mit denen die Eierstockfunktion und damit der Östrogenspiegel direkt herunterreguliert werden.

Granulosazellen: Ernährungszellen der Eizelle.

Harninkontinenz: Unkontrollierter Verlust von Urin aus der Harnblase.

Hashimoto: Hashimoto-Thyreoiditis. Autoimmunerkrankung, die zu einer chronischen Schilddrüsenentzündung führt.

Heparin: Körpereigener Stoff, der die Blutgerinnung hemmt.

Histamin: Botenstoff, der bei allergischen Reaktionen zur Abwehr körperfremder Stoffe eine große Rolle spielt. Führt u.a. innerhalb einer Entzündungsreaktion zum Anschwellen von Gewebe.

Histaminintoleranz: Unverträglichkeit von Histamin (siehe Histamin) durch einen Mangel an abbauenden Enzymen (siehe Enzym).

Hypophyse: Hirnanhangdrüse. Hormondrüse, zentrale Schaltstelle für die Steuerung des Hormonsystems.

Hypothyreose: Unterfunktion der Schilddrüse.

Hysterektomie: Gebärmutterentfernung.

Ileus: Darmverschluss.

Indikation: Der Grund für eine bestimmte Diagnostik bzw. Therapie.

Infertilität: Unfruchtbarkeit.

Infiltrate: In Gewebe eingedrungene Substanzen.

Infiltrativ: In Gewebe/Organe hineinwachsend.

Insulinresistenz: Die Körperzellen reagieren nicht auf das Hormon Insulin.

Intraabdominal: Innerhalb des Bauchraums.

Intrauterine Insemination (IUI): Methode der assistierten Befruchtung, bei der die Spermien zur Zeit des Eisprungs mit einem Katheter in die Gebärmutter eingeführt werden.

Intrauterinsystem: Kurz IUS. T-förmiger Kunststoffkörper, der in die Gebärmutter eingesetzt wird und hier Gestagen abgibt.

Intrazytoplasmatische Spermieninjektion (ICSI): Methode der künstlichen Befruchtung außerhalb des Körpers, bei der das Spermium direkt in die Eizelle hineingespritzt wird.

In-vitro-Fertilisation (IVF): Methode der künstlichen Befruchtung außerhalb des Körpers, bei der Ei- und Samenzelle in einer Glasschale zusammengebracht werden.

Inzidenz: Häufigkeit von Neuerkrankungen an einer Krankheit innerhalb eines bestimmten Zeitraums.

Irrigoskopie: Bildgebendes Verfahren mit Röntgenkontrastmittel zur Darstellung des Dickdarms.

Ischias: Hier für Ischiasnerv. Tritt aus unterem Teil der Wirbelsäule heraus und übermittelt Reize an Hüft-, Oberschenkel- und Unterschenkelmuskulatur.

Katabole Prozesse: Abbauende Stoffwechselprozesse.

Kinesiologisches Tape: Selbstklebendes Band aus dehnbarem Material, das in der Physiotherapie etwa zur Schmerzlinderung angewendet wird.

Kissing Ovaries: Eierstöcke, die hinter oder neben den Gebärmutterhals geklappt sind und hier aufeinandertreffen bzw. miteinander verwachsen sind.

Koloskopie: Dickdarmspiegelung.

Kolposkopie: Untersuchung der Vagina mittels eines Untersuchungsmikroskops.

Kontraktion: Das Zusammenziehen eines Muskels.

Kombinationspräparat: Hier für orales Verhütungsmittel, das ein synthetisches Gestagen, ein sogenanntes Progestin, in Kombination mit einem synthetisch hergestellten Östrogen enthält.

Komplementärmedizin: Auch Alternativmedizin. Diagnose- und Behandlungsmethoden außerhalb der streng wissenschaftlichen Schulmedizin.

Läsion: Verletzung oder Störung einer anatomischen Struktur.

Laparoskopie: Bauchspiegelung.

Laparotomie: Bauchschnitt.

Leaky-Gut-Syndrom: Geschädigte, undichte Darmschleimhaut.

Low Carb: Ernährungsweise, bei der man die Kohlenhydrate minimiert.

Lupus erythematodes: Schmetterlingsflechte. Autoimmunerkrankung, die Haut und Organe schädigen kann.

Lymphdrainage: Massageverfahren zur Aktivierung der Lymphe.

Magnetresonanztomografie (MRT): Auch Kernspintomografie. Bildgebendes Verfahren zur Diagnostik.

Makrophagen: Fresszellen des Immunsystems.

Maligne: Bösartig.

Maligne Transformationen: Übergang zu einer bösartigen Tumorerkrankung.

Mammografie: Röntgenuntersuchung des Brustgewebes zur Früherkennung von Brustkrebs.

Mastzellen: Zellen des Immunsystems, die Botenstoffe wie Histamin (siehe Histamin) gespeichert haben.

Mayer-Rokitansky-Küster-Hauser-Syndrom: Fehlbildung des weiblichen Genitals, bei der Mädchen ohne Vagina und Gebärmutter zur Welt kommen.

Mastzellstabilisatoren: Arzneimittel, die die Ausschüttung von Mastzellen und anderen Mediatoren hemmen, indem sie die Zellmembran der Mastzelle stabilisieren.

Mastzellinhibitoren: Arzneimittel, die die Freisetzung von Histamin und anderen Mediatoren aus den Mastzellen hemmen und deren Wirkung an den Rezeptoren verhindern.

MCAD: Mastzellaktivierungsstörung. Überaktivierung der Mastzellen.

Mediatoren: Botenstoffe, die in Zellen und anderen Zielstrukturen biochemische Reaktionen in Gang bringen.

Metaplasie: Die Umwandlung von einer Zellart in eine andere Zellart.

Metastasen: Absiedlung eines Tumors in entferntes Gewebe (Tochtergeschwulst).

Minimalinvasiv: Operative Methode mit der kleinsten möglichen Verletzung durch Nutzung entsprechender Instrumente wie beispielsweise eines Endoskops.

Minipille: Orales Verhütungsmittel, das nur ein synthetisches Gestagen, ein sogenanntes Progestin, enthält.

Müller'scher Gang: Auch Müller-Gang. Embryonale Anlage der Geschlechtsorgane, aus der sich Eileiter, Gebärmutter und ein Teil der Vagina ausbilden.

Myom: Gutartige Muskelgeschwulst. Hier kurz für Gebärmuttermyom, Geschwulst der Gebärmuttermuskulatur.

Myometrium: Mittlere Schicht der Gebärmutter aus glatten Muskelzellen.

Natural-Killer-Zellen: Auch »Natürliche Killerzellen«, »NK-Zellen«. Untergruppe der weißen Blutkörperchen: Können Tumorzellen oder virusinfizierte Zellen erkennen und abtöten.

Neuraltherapie: Form der Schmerztherapie durch örtliche Betäubung.

Neurodermitis: Chronische Hauterkrankung mit juckendem Ausschlag.

Neurogen: Das Nervensystem bzw. Nervenzellen betreffend.

Nierenzellkarzinome: Form des Nierenkrebs.

Nodulär: Knötchenförmig.

Non-Hodgkin-Lymphome: NHL. Bösartige Erkrankungen des lymphatischen Systems.

Östradiol: Neben Estron und Östriol eines der Östrogene, die vornehmlich bei der Endometrioseentstehung eine Rolle spielen sollen.

Östrogen: Weibliches Sexualhormon. Hauptsächlich in den Eierstöcken, aber auch in der Nebennierenrinde gebildet. Fördert u.a. die Reifung der Eizelle und sorgt für die Durchblutung der Gebärmutterschleimhaut.

Östrogendominanz: Hormonelle Dysbalance, bei der mehr Östrogen als Progesteron im Körper vorliegt, auch umgekehrt »Progesterondefizit« genannt.

Onkologie: Die Wissenschaft der Krebserkrankungen.

Opioide: Aus Opium gewonnene Arzneimittel mit schmerzlindernder Wirkung.

Orale Kontrazeptiva: Verhütungsmittel, die über den Mund eingenommen werden (Pille).

Osteoporose: Knochenschwund.

Ovar: Eierstock. Primäres weibliches Geschlechtsorgan. Produktionsort der Eizellen und weiblichen Geschlechtshormone.

Ovarialkarzinom: Eierstockkrebs.

Oxidativer Stress: Stoffwechsellage, bei der es zu einer Schädigung von Zellen kommen kann.

Paleo: Ursprüngliche Ernährungsweise der Steinzeit.

Pathologe: Arzt der Pathologie, einem Teilgebiet der Medizin, das sich mit krankhaften Vorgängen und Zuständen beschäftigt.

PCO: Polyzystisches Ovar-Syndrom. Hormon- und Stoffwechselerkrankung der Frau, durch die u.a. häufig ein Eisprung ausbleibt.

Pelvipathie: Psychosomatisch bedingte Unterbauchschmerzen.

Perestaltik: Bewegung eines Hohlorgans zu Transportzwecken.

Peripheres Nervensystem: Teil des Nervensystems außerhalb von Gehirn und Rückenmark.

Peritoneum: Bauchfell. Haut, welche die Bauchhöhle und die meisten Organe unterhalb des Zwerchfells auskleidet.

Peritoneal: Das Peritoneum betreffend (siehe Peritoneum).

Peritonitis: Entzündung des Bauchfells.

Phytoöstrogene: Pflanzenstoffe mit östrogenartiger Wirkung.

Phytotherapie: Pflanzenheilkunde.

Pille: Siehe Kombinationspräparat.

Plaqueartig: Wie ein dünner Belag.

PMS: Prämenstruelles Syndrom. Umfasst verschiedene physische und psychische Beschwerden in einem Zeitraum vor Beginn der Regelblutung, die nach der Blutung wieder weg sind.

Polypös: Meist gestielte Ausstülpung von Schleimhaut.

Pudendal: Den Pudendusnerv im Beckenboden betreffend. Pudendusschmerz ist ein Schmerz in der Dammregion zwischen After und Geschlechtsteilen.

Progesteron: Wichtigster Vertreter der Gestagene (siehe Gestagen). Wird in der zweiten Zyklushälfte aus dem gesprungenen Eibläschen, das die Eizelle enthält, gebildet.

Progesterondefizit: Hormonelle Dysbalance, bei der weniger Progesteron als Östrogen im Körper vorliegt, auch umgekehrt »Östrogendominanz« genannt.

Proktologe: Facharzt der Proktologie, medizinisches Fachgebiet um Erkrankungen des Enddarms.

Prolaktin: Hormon der Hirnanhangdrüse, das u.a. für das Wachstum der Brustdrüsen als auch für die Milchabgabe in der Stillphase verantwortlich ist.

Prostaglandine: Gewebshormone, die eine Rolle für die Schmerzvermittlung und die Wirkung von anderen Hormonen spielen.

Psycho-Neuro-Immunologie: PNI. Interdisziplinäre Wissenschaft von der Wechselwirkung zwischen Psyche, Nervensystem und Immunsystem.

Radiologe: Arzt der Radiologie, einem Teilgebiet der Medizin, das sich mit Diagnostik und Therapie durch Verfahren wie Röntgen, Ultraschall oder der Magnetresonanztomografie (siehe MRT) beschäftigt.

rASRM-Score: Einteilung der Endometriose in vier Schweregrade nach der American Society of Reproductive Medicine, allerdings ohne die tief infiltrierende Endometriose zu berücksichtigen.

Rektovaginal: Hinter der Vagina (Scheide) liegend.

Reproduktionsmedizin: Teilgebiet der Medizin, das sich mit der Fortpflanzung und deren Störungen beschäftigt.

Resektion: Operative Entfernung von Organ- oder Tumorgewebe.

Retrograde Menstruation: Vorgang, bei dem Menstruationsblut über die Eileiter zurück in den Bauchraum fließt. Man nimmt an, dass dies natürlicherweise bei 90 Prozent der Frauen der Fall sei.

Rektum: Teilabschnitt des Dickdarms hinter dem After.

Rektoskopie: Mastdarmspiegelung.

Rezeptoren: »Andockstelle« für Moleküle, die hier ein Signal für einen biochemischen Prozess weiterleiten möchten.

Rezidiv: Das Wiederauftreten einer Krankheit.

Rezidivprophylaxe: Maßnahmen, die ein Wiederauftreten einer Krankheit verhindern sollen.

Rheumatoide Arthritis: Chronische Gelenkentzündung.

Säurereflux: Rückfluss der Magensäure durch die Speiseröhre.

Screening: Systematisches Testverfahren, bei dem mehrere Organsysteme aufgrund von unspezifischen Symptomen untersucht werden.

Serosa: Auch Tunica Serosa. Glatte Hautschicht der Brust- und Bauchhöhle und des Herzbeutels.

Sjögren-Syndrom: Autoimmunerkrankung, bei der Immunzellen Speichel- und Tränendrüsen angreifen.

Stammzellen: Körperzellen, die sich in verschiedene Zelltypen umwandeln können.

Stanzbiopsie: Probeentnahme krankheitsverdächtigen Gewebes mit Hohlnadel zur feingeweblichen Untersuchung.

Sterilität: Unfruchtbarkeit.

Supplemente: Nahrungsergänzungsmittel.

Systemische Erkrankung: Krankheit, die sich auf den gesamten Organismus auswirkt.

Testosteron: Sexualhormon. »Hormon des Mannes«, das in geringen Mengen auch in den Eierstöcken und in der Nebennierenrinde der Frau gebildet wird.

Thrombose: Blutgerinnselbildung in einem Blutgefäß.

Tibolon: Arzneimittel mit Hormonwirkung, das zur Hormonersatztherapie nach den Wechseljahren eingesetzt wird.

Tief infiltrierende Endometriose (TIE): Tiefer Endometriosebefall zwischen Scheide und Mastdarm, im Scheidengewölbe, hinter dem Bauchfell, des Darmes, der Blase und/oder der Harnleiter.

Transkutane Elektrische Nervenstimulation (TENS): Schmerztherapie mit elektrischen Impulsen über Hautelektroden.

Transplantationstheorie: Abgeleitet von lateinisch »transplantare« = »verpflanzen«, »versetzen«. Die Annahme, das Endometriose aus Gebärmutterschleimhautzellen entsteht, die durch zurückfließendes Menstruationsblut oder über das Lymphsystem an andere Stellen im Körper verschleppt werden.

Transrektalsonografie: Rektale Ultraschalluntersuchung.

Tumor: Schwellung, Geschwulst, Zunahme von Gewebevolumen. Sagt noch nichts über Bösartigkeit oder Gutartigkeit aus.

Tumor-Board: Tumorkonferenz. Ärzte verschiedener Fachrichtungen diskutieren Zustand und Behandlungsmöglichkeiten eines Tumorpatienten.

Ureter: Harnleiter. Verbinden die Nieren mit der Harnblase.

Ureteroskopie: Harnleiterspiegelung.

Ureterstenose: Engstelle am Harnleiter.

Urogramm: Funktionsuntersuchung des harnableitenden Systems (Niere, Harnleiter und Harnblase).

Urologie: Teilgebiet der Medizin, das sich mit den harnbildenden und harnableitenden Organen Niere, Harnblase, Harnleiter und Harnröhre und den Krankheiten der Geschlechtsorgane des Mannes beschäftigt.

Vesikulär: Bläschenförmig.

Visuelle Analogskala (VAS): Skala zur Messung des subjektiven Schmerzempfindens.

Wundrevision: Gründliche Untersuchung und Versorgung von Wunden.

Yams: Auch Yamswurzel. Pflanze, die hauptsächlich in den Tropen vorkommt und mit dem Pflanzenstoff Diosgenin eine Vorstufe des natürlichen Progesterons beinhaltet.

Zervix: Gebärmutterhals.

Zölliakie: Immunerkrankung des Darms, die durch das Getreideprotein Gluten ausgelöst wird.

Zystisch: Bildung eines Hohlraums im Gewebe, der von einer Haut überzogen und bei Endometriose meist mit Blut gefüllt ist.

Zystoskopie: Blasenspiegelung.

Zytokine: Proteine zur Regulation von Zellwachstum und Zelldifferenzierung und zur Immunantwort bei Entzündungsprozessen.

LITERATURTIPPS

ENDOMETRIOSE

Becherer, Ewald/Schindler, Adolf E. (Hg.): *Endometriose – Rat und Hilfe für Betroffene und Angehörige*. Kohlhammer (3. Auflage) 2016

Ebert, Andreas. D.: *Endometriose – Ein Wegweiser für die Praxis*. De Gruyter (4. Auflage) 2014

Gerhard, Ingrid/Kerckhoff, Annette: *Was tun bei Endometriose – Homöopathie und Komplementärmedizin*. Natur und Medizin 2011

Helen, Johanna: *Leben mit einem Chamäleon. Endometriose – mehr als nur Bauchschmerzen*. Shaker Media 2011

Kaiser, Britta/Korell, Matthias: *Endometriose und Ernährung*. Müller & Steinicke (2. Auflage) 2013

Keckstein, Jörg (Hg.): *Endometriose. Die verkannte Frauenkrankheit – Diagnostik und Therapie aus ganzheitsmedizinischer Sicht*. Diametric (6. Auflage) 2010

Koppe, Angelika: *Selbstheilung bei Endometriose nach der Methode Wildwuchs*. Nymphenburger 2013

Schröder, Martina: *Endometriose verstehen – Meinen Weg gehen*. Feministisches Frauen Gesundheits Zentrum (2. Auflage) 2012

Sillem, Martin: *Endometriose: gutartig, aber gemein – Die versteckte Krankheit erkennen und wirksam behandeln*. TRIAS (2. Auflage) 2003

Steinberger, Kathrin: *So leben wir mit Endometriose – Der Alltag mit der chronischen Unterleibserkrankung: Begleitbuch für betroffene Frauen, ihre Familien und medizinische Ansprechpartner*. edition riedenburg 2013

v. Hoerschelmann, Nicole: *Endometriose – Schmerzfrei durch optimale Ernährung und einen gesundheitsfördernden Umgang mit Stress*. Diametric (2. Auflage) 2012

Wienhard, Julia/Tinneberg, Hans-Rudolf: »Alternative Behandlungsmöglichkeiten der endometriosebedingten Beschwerden«. In: *Zentralblatt für Gynäkologie 2003; 125: 286–289*. J. A. Barth Verlag in Georg Thieme Verlag KG

NATURHEILKUNDE

Engelsing, Anja Maria: *Homöopathie ganz weiblich – Die sanfte Methode für umfassendes Wohlbefinden.* Haug Sachbuch 2008

Kaffka, Andrea A.: *Die Chinesische Heilkunde für Frauen – Frauenbeschwerden ganzheitlich verstehen und behandeln.* Joy 2012

Kalg, Andreas: *Chinesische Arzneipflanzen – Wesensmerkmale und klinische Anwendung.* Urban & Fischer 2009

Nissim, Rina: *Naturheilkunde in der Gynäkologie – Ein Handbuch für Frauen.* Orlanda Frauenverlag (12. Auflage) 2008

Schantz, Martin: *Klassisch-Homöopathische Therapie bei Endometriose – Eine prospektive Verlaufsstudie.* Natur und Medizin (2. Auflage) 2011

HORMONE

Buchner, Elisabeth: *Wenn Körper und Hormone Achterbahn spielen – Hormone natürlich ins Gleichgewicht bringen.* Familienverlag Buchner (8. Auflage) 2007

Heepen, Günter H.: *Hormone natürlich regulieren.* Gräfe und Unzer (7. Auflage) 2013

Lee, John R.: *Natürliches Progesteron – Ein bemerkenswertes Hormon.* AKSE (6. Auflage) 2014

Platte, Michael E.: *Die Hormonrevolution – Spektakuläre Behandlungserfolge bei Schilddrüsenstörungen, Osteoporose, Migräne, Wochenbettdepressionen, ADHS, Wechseljahresbeschwerden, Diabetes u.v.a.m.* VAK (9. Auflage) 2014

FRAUENGESUNDHEIT

Gerhard, Ingrid: *Das Frauengesundheitsbuch – Wo Naturheilverfahren wirken, wann Schulmedizin nötig ist.* TRIAS (2. Auflage) 2014

Northrup, Christiane: *Frauenkörper – Frauenweisheit: Wie Frauen ihre ursprüngliche Fähigkeit zur Selbstheilung wiederentdecken können.* Goldmann 2010

Pröll, Gabriele: *Die »glückliche« Gebärmutter: Innere Bilder – selbstheilende Kraft bei Unterbauchbeschwerden. Mit praktischen Übungen nach der Methode Wildwuchs®.* Diametric (2. Auflage) 2014

ENTSPANNUNG

Bodian; Stefan: *Meditation für Dummies.* Wiley-VCH (4. Auflage) 2014

Dahlke, Ruediger: *Der Körper als Spiegel der Seele.* Goldmann 2009

Grasberger, Delia: *Autogenes Training – Übungsprogramme auf CD.* Gräfe und Unzer (3. Auflage) 2015

Ott, Ulrich: *Meditation für Skeptiker – Ein Neurowissenschaftler erklärt den Weg zum Selbst.* Droemer 2015

Reinwarth, Alexandra: *Am Arsch vorbei geht auch ein Weg – Wie sich dein Leben verbessert, wenn du dich endlich locker machst.* mvg 2016

Schwarz, Anja/Schwarz, Aljoscha: *Muskelentspannung nach Jacobson – Mit Übungen auf CD.* BLV (8. Auflage) 2015

BIOGRAFIE

Mantel, Hilary: *Von Geist und Geistern.* DuMont 2016.

LINK-TIPPS

Endometriosezentrum Wien: *www.frauenheilkunde.meduniwien.ac.at*

Endometriose-Forum: *www.forum-endometriose.de*

Endo March Deutschland: *www.facebook.com/EndomarchGermany*

Endometriose-Vereinigung Deutschland e.V.: *www.endometriose-vereinigung.de*

Endometriose-Vereinigung Austria: *www.eva-info.at*

Endometriose-Vereinigung Schweiz: *www.endometriosevereinigung-schweiz.ch*

Europäische Endometriose Liga: *www.endometriose-liga.eu*

Stiftung Endometriose-Forschung: *www.endometriose-sef.de*

Endometriose-Blogs

Besser Leben – Ernährung bei Endometriose: *www.ernaehrungmitendometriosebesserleben.com*

Die Endometrioseseite mit Herz: *www.endometrioseblog.com*

Endo Bay: *www.endobay.de*

Endometriose – Das Martyrium: *www.endometriose-das-martyrium-hamburg.de*

Endometriose ganzheitlich: *www.endometrioseganzheitlich.wordpress.com*

Endokat: *www.endokat.blogspot.de*

Kunst – ähnlich aber anders: *www.aehnlich-aber-anders-art.de*

Weitere Websites

Angelika Koppe: *www.angelikakoppe.de*

Beratungsinstitut Körperkompetenz Köln: *www.koerperkompetenz.de*

Deutsche Schmerzgesellschaft: *www.dgss.org*

Hormon-Netzwerk: *www.hormon-netzwerk.de*

Elisabeth Buchner: *www.hormonselbsthilfe.de*

Lifestyle by QBine: *www.lifestylebyqbine.de*

Univ. Prof. DDr. Johannes Huber: *www.drhuber.at*

Univ.-Prof. Dr. med. Marc Possover: *www.possover.com*

Selbsthilfeorganisation Mastzellaktivierungserkrankungen:
www.mastzellaktivierung.info

Selbsthilfeverband »Der Paritätische«: *www.der-paritaetische.de*

TCM-Praxis Andreas Kalg: *www.tcm-kalg.de*

Englischsprachige Websites

Endometriosis Association: *www.endometriosisassn.org*

Endometriosis News: *www.endometriosisnews.com*

Endometriosis Research Center: *www.endocenter.org*

Endometriosis Society: *www.endofound.org*

Endo What?: *www.endowhat.com*

Traditional Chinese Medicin Clinic: *www.stevenclavey.com*

Women's Natural Health: *www.endometriosis.com*

Worldwide Endometriosis March: *www.endomarch.org*

Dr. Camran Nezhat:
www.nezhat.org/endometriosis-treatment/how-common-is-endometriosis